認知症が嫌なら油を変えよう!

百年賢脳・健康法 PART II

医学博士 脳科学専門医
山嶋哲盛

百年賢脳・健康法 PARTⅡ

認知症が嫌なら油を変えよう！

山嶋哲盛

もくじ

第1章 アルツハイマー型認知症

第2章 アルツハイマー病の早期発見法

第5章 動脈硬化の予防は認知症の予防に必須

第6章

お勧めの食生活

第7章 お勧めの賢脳レシピ

第8章 食用油を選ぶ原則

第9章　マヨネーズやドレッシングは手作りする

第10章　お勧めの食べ物と飲み物

カバーデザイン　村石芳恵
本文イラスト　住井陽子
DTP　プロート

第1章　アルツハイマー型認知症

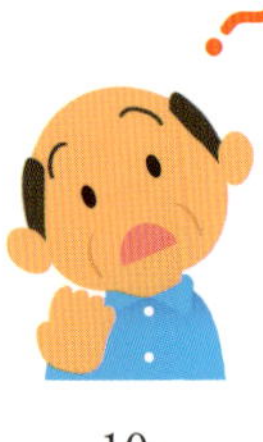

はじめに

パートIの『そのサラダ油が脳と体を壊してる』では、私たちが毎日知らずに食べているサラダ油が、すべての細胞に悪影響を及ぼし、いろいろな病気の原因となっていることについてお話ししました。

特に、サラダ油から発生する神経毒のヒドロキシノネナールが、神経細胞を破壊して多くの脳障害を発症させています。症状は様々ですが、怒りっぽくてキレやすくなったり、うつ病や記憶障害を起こしたり、そして終には認知症も発症します。

脳科学専門の研究者として長年研究を続け、臨床医として現場で多くの患者

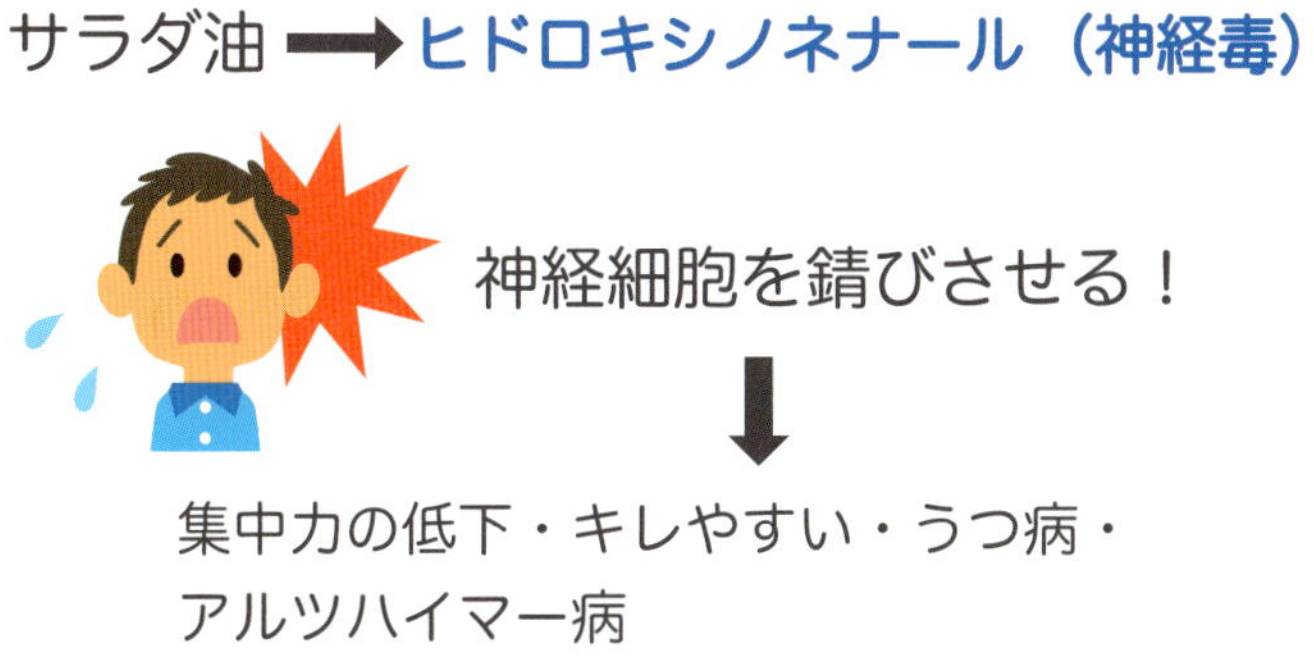

と接してきた私にとって、この被害状況は看過できない社会問題であると感じています。

臨床現場で最近、増加傾向にある病気に、アルツハイマー型認知症があります。

初期症状は軽い「もの忘れ」や「注意力の低下」などから始まり、時間の経過とともに次第にひどくなって家族の識別や自宅の場所も認識できないようになり、重度となると幻覚や妄想が出て暴力的になることもあり、本人も家族も大変なことになります。

そうなると自宅や介護施設でも手に負えなくなり、行き着く先が「最後の砦」となる精神病院です。男女を問わず、鍵のかかった病棟では、

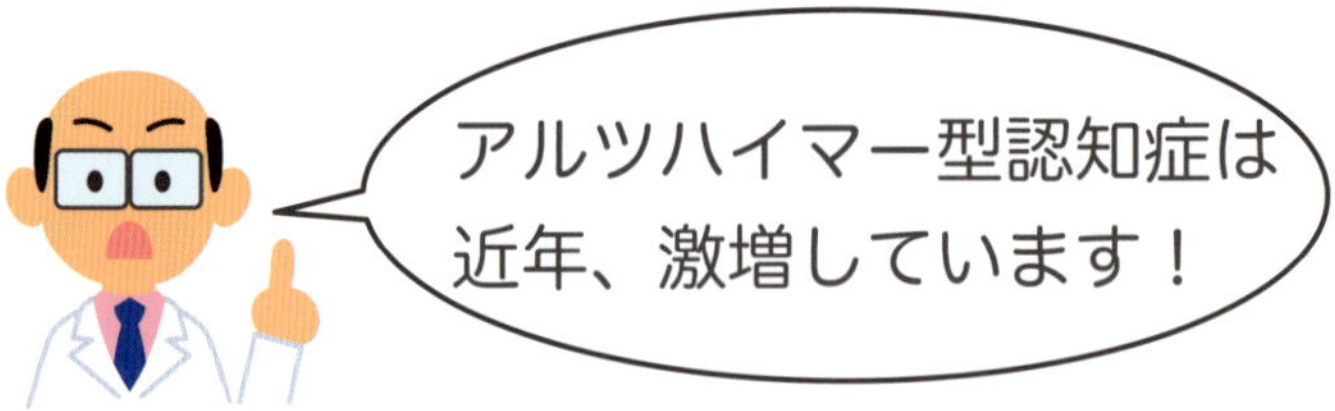

真夜中でも徘徊する患者や喧嘩する患者もいて、職員は悪戦苦闘しています。初期症状のうちであれば治療方法もありますが、重度となるとお手上げです。

２０１１年の厚労省の調査によると、精神病院に入院している認知症の患者は５万３０００人を越えています。入院期間は1年未満が43・5％、1年以上5年未満が40・5％、5年以上が16％となっています。

増加している患者の病名は、ほとんどがアルツハイマー型認知症で、介護施設を追われての病棟暮らしです。

２０１３年の認知症の行方不明者は、全国で1万名以上も存在することが警察から発表されています。また、認知症の高齢者が徘徊《はいかい》し、列車にはねられ死亡した事故で、損害賠償を求める裁判となり、介護する妻に賠償責任を認める判決が出ています。

　現在、認知症の患者は全国で３００万人を超えており、その予備群は４００万人とも言われています。しかも厄介なことに、この病気は誰もが発症する可能性があるのに、大多数の人が、自分は認知症にはならないと思っているのです。予兆なき悪魔が我が身にも取りつこうとしているのに、自分にはまったく関係ないと、無関心でいたり、気づかない人がどれ程いることか、非常

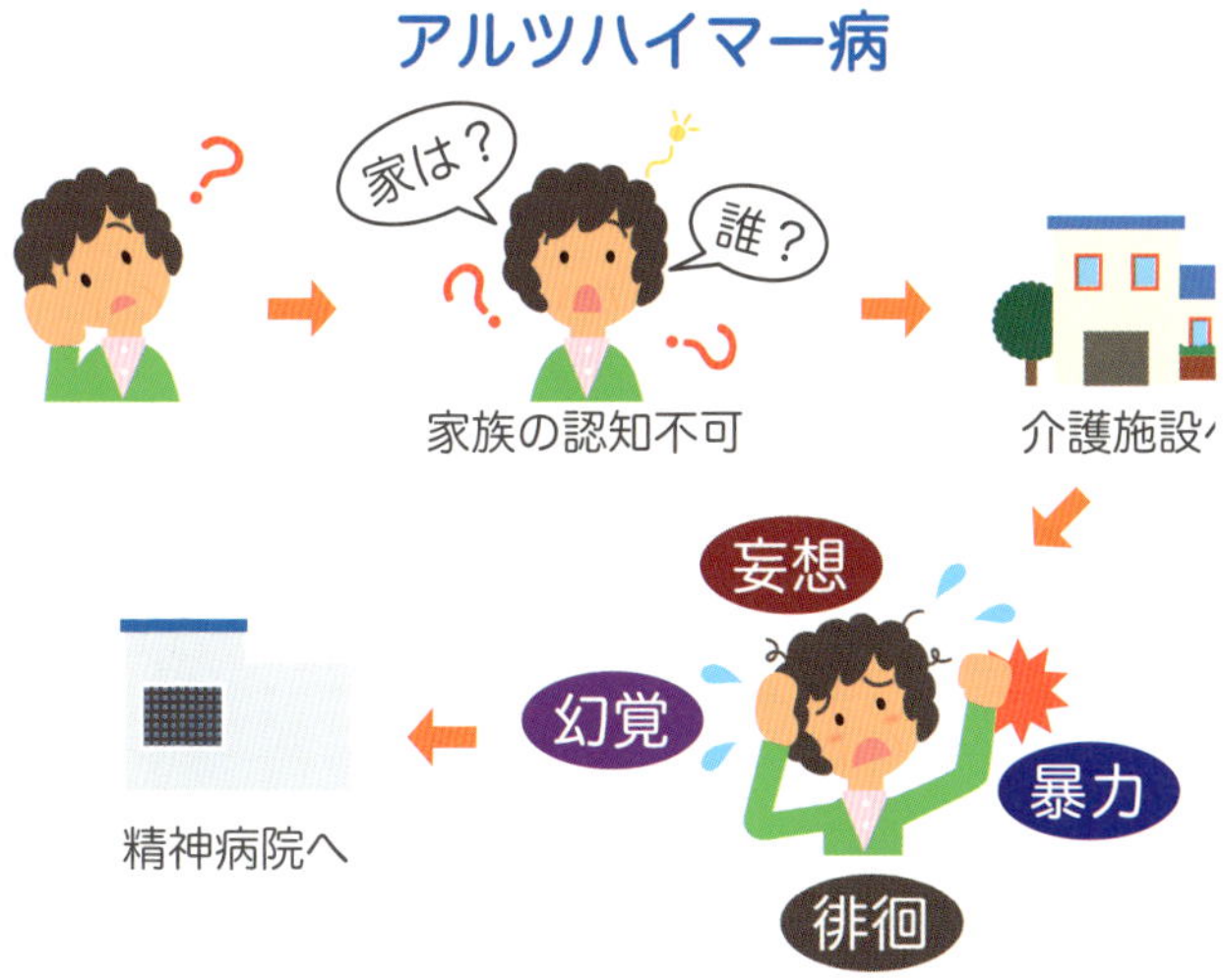

に心配です。

80歳以上で、このアルツハイマー型認知症になっている人の割合は、日本では10人に1人ですが、アメリカでは何と5倍の10人中5人となっています。アメリカでは、日本の罹患率が低いのは魚のあぶらが影響していると発表され、回転寿司が大人気となってきました。

一方、日本ではアメリカ風の食生活が蔓延し、ファストフードやサラダ油を使った食品が氾濫しています。私たちのほとんどが毎日、何の疑いもなしに食べている食品に使われている危険なサラダ油や、その加工食品に汚染され、日本は今や、この悪いあぶら地獄に突入していると言えるのではないでしょうか。

このような悪いあぶらを使った食生活が続くと、近い将来、アメリカと同程度のアルツハイマー型認知症の発症率となることが懸念されます。

最近では40歳代の認知症患者も確認されたりして、若年性アルツハイマー病も多くなっています。50〜60歳は認知症の発症時期と考えて、早期発見を心がけて下さい。

早期発見が現在できる唯一の予防法なのです。

いつのまにか私たちに忍び寄り、体内に入り込んでいるサイレントキラーから身を守らねばなりません。そこで、アルツハイマー型認知症の初期症状、見分け方、治療法などを、私の実際の治療例も提示して、説明してまいります。

また中高年ばかりでなく、頭脳を激しく使う学生や若きビジネスマンのために、記憶力を増進させ、脳を生き生きと活性化させる方法や食事メニューなども紹介しましたので、受験生をもつお母さん方にも是非参考にしていただきたいと思います。

アルツハイマー型認知症

自分は大丈夫だと思っている人がほとんど

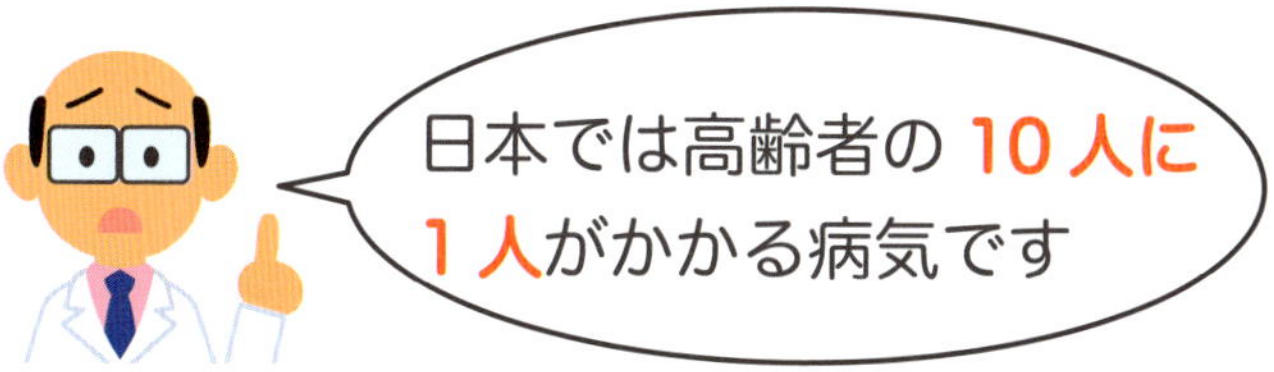
日本では高齢者の 10 人に 1 人がかかる病気です

1 アルツハイマー型認知症の病因

アルツハイマー病の原因物質としてこれまで最も疑わしいと世界的に信じられてきたのはアミロイドβ（ベーター）という脳に発生する蛋白質のゴミです。アミロイドβというゴミが神経細胞の内と外に異常に蓄積することがアルツハイマー病の発症と密接な関係があるとする説は、40年以上も前に提唱され長年信じられて、現在も信じて疑わない研究者が多いのです。

ここ10年ほどの間にアミロイドβが脳にどの程度溜まっているかをPET検査（ポジトロン断層撮影法）で正確に診断できるようになりました。

たしかに、症状が完成したアルツハイマー病患者の脳をPET検査で調べると、海馬を含め脳全体にアミロイドβがしっかり溜まっているのがよくわかります。けれども大脳皮質と比べると、海馬に沈着するアミロイドβは意外に少ないのです。天命を全うされた後に病理解剖により摘出された脳を顕微鏡で観察すると、アミロイドβが固まって出来た老人斑が皮膚のシミやそばかすのように脳のあちこちに点在しており、その数と反比例して神経細胞の数が激減しています。

しかし、皮肉なことに、多数の高齢者をＰＥＴで検査することにより、おもしろい事実が浮かび上がって来ました。

それは、アルツハイマー病の患者はアミロイドβの沈着を示すことが多いが、アミロイドβがたくさん沈着していても頭脳はしっかりしており、全くボケていない老人も多くいるという事実です。つまり、アミロイドβの沈着はアルツハイマー病の発症のための必要条件ではあるが、十分条件ではないということです。

この事実が判明してから、アミロイドβ犯人説に疑いを持つ研究者が増えてきました。しかし残念なことに、彼らの言い分はまだ推理の段階です。

認知症患者は全国で

326万人を超えた

（プラス予備群が400万人も！）

「アミロイドβは真犯人ではなく、脳虚血（動脈硬化によって、脳の血のめぐりが悪くなること）が引き金となっているのではないか？」

と言うのが彼らの主張です。しかし、この主張は根拠が弱く、アミロイドβに取って変わる原因物質を提唱している訳ではありません。私が、

「毒性物質のヒドロキシノネナールがアルツハイマー病の原因物質である」

と言い始めたのもこのためです。それも、ごく最近のことです。

なぜ、アミロイドβではなく、ヒドロキシノネナールが原因なのか？

話はここからスタートしましょう。

2 誰にでも起きる脳の病気

「アルツハイマー病は遺伝する病気であるし、自分の両親にも親戚にもそんな病名が付いた人はいないから、自分は大丈夫！」

そのように思い込んでいる人が意外に多いのではないでしょうか？

では、その人たちに伺いたいのですが、

「両親やおじいさん、おばあさん、おじさんやおばさんの中に、亡くなる数年前から、もの忘れがひどくなった方はいらっしゃいませんか？」

あるいは、

「アルツハイマー病ではないけど、親戚に

アルツハイマー型認知症

♥なり易い人♥	♥なりにくい人♥
若くはない	若い
趣味がない	趣味がある
運動をしない	運動をする
サラダ油党	サラダ油は嫌い
糖尿病・うつ病	持病がない

認知症の疑いがあるとお医者さんや介護のプロに言われた方はいらっしゃいませんか？」

このように尋ねると、「自分は大丈夫だ」と断言した人の自信も多少ぐらつくはずです。両親のことならある程度わかっても、祖父母や叔父・叔母のことになると自信もぐらつくのではないでしょうか。

アルツハイマー病という診断をつけると、「治らない！」「不治の病いだ！」という烙印を押すことになるため、我が国ではまだこの診断名を付けることをためらい、単に「認知症」とだけ診断する医師も少なくはないのです。

そこへもってきてアルツハイマー病という病気は、正式には死んだ後になされる病理診断であって、生きているうちになされる臨床診断ではないのです。

認知症があって、アルツハイマー病の可能性が高いと生前に疑われていても、亡くなられた後、その方を解剖させて頂いて脳を顕微鏡で調べてみないと、アルツハイマー病という診断を確実に下すことはできないのです。

病院や老人福祉施設などで認知症の状態で人生を全うされた老人のうち、一体何％の人が病理解剖を受けているでしょうか？　たぶん、我が国の現状では1％にも満たないと思います。つまり、我が国においては、アルツハイマー病は大部分が診断されていないのです。ガンは手術されて、顕微鏡で摘出組織を病理検査するので、きわめて正確な診断が高い確率でなされています。アルツハイマー病の診断率と診断精度はこれをはるかに下回るのです。

記憶力や判断力が低下して身の回りのことができなくなると、老人福祉施設やグループホームに入所することが最近では一般的となっています。それでは天寿を全うされた場合、この方たちの死亡診断書には直接の死因としてどのような病名が付くでしょうか？

多くは、「心不全」「老人性肺炎」「脳梗塞」であって、「アルツハイマー病」と記載されるのは例外的です。多くの臨床医は「認知症」という症状は自信を持って言うことが出来ますが、「アルツハイマー病」と記載するのには一抹の不安を感じるからです。なぜなら、ケア施設で亡くなられる方の大部分は、病理解剖を受けないからです。

アルツハイマー病は厳密に言うと、生前には診断できません。

海馬が年齢とともに萎縮してゆくと認知症状が進行しますが、この状況では疑いがあるだけに留まります。診断を確定するためには最終的に、亡くなられた患者さんの脳を顕微鏡で調べ、アミロイドβが蓄積した老人斑とタウ蛋白質が蓄積した神経原線維変化の存在を確認する必要があります。

と言うことは、この国においてアルツハイマー病は、その実態が正確に把握されてはいないということです。欧米諸国に比べて解剖率が低い上に、病気の登録制度が確立していない我が国ではこの傾向が特に強いのです。

著者は脳科学者として20年以上、動物実験をはじめ様々な研究を続けてまいりました。そして臨床医としても多くの患

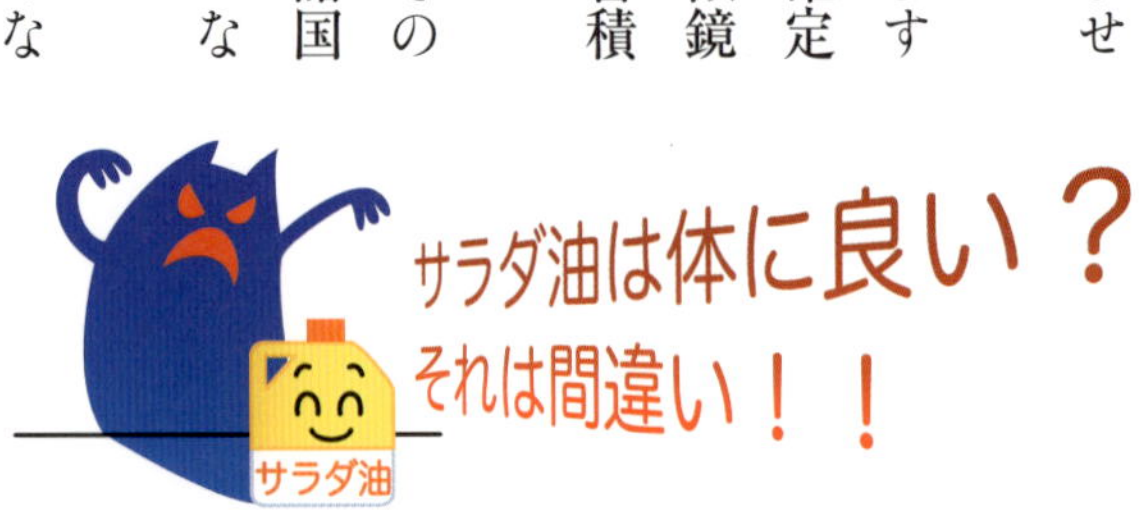

者さんを診ていますが、最近、医療の現場で特に目立って急増しているのが、「認知症」や「うつ病」など脳に関する病気なのです。

前著書『**そのサラダ油が脳と体を壊してる**』の中で、今まで体に良いとされてきた**サラダ油の中には、ヒドロキシノネナールという神経毒が存在している**事実、そして、その物質が原因となって脳や体細胞を破壊して**「認知症」**や**「うつ病」**をはじめとする様々な病気を起こしていることを説明しました。

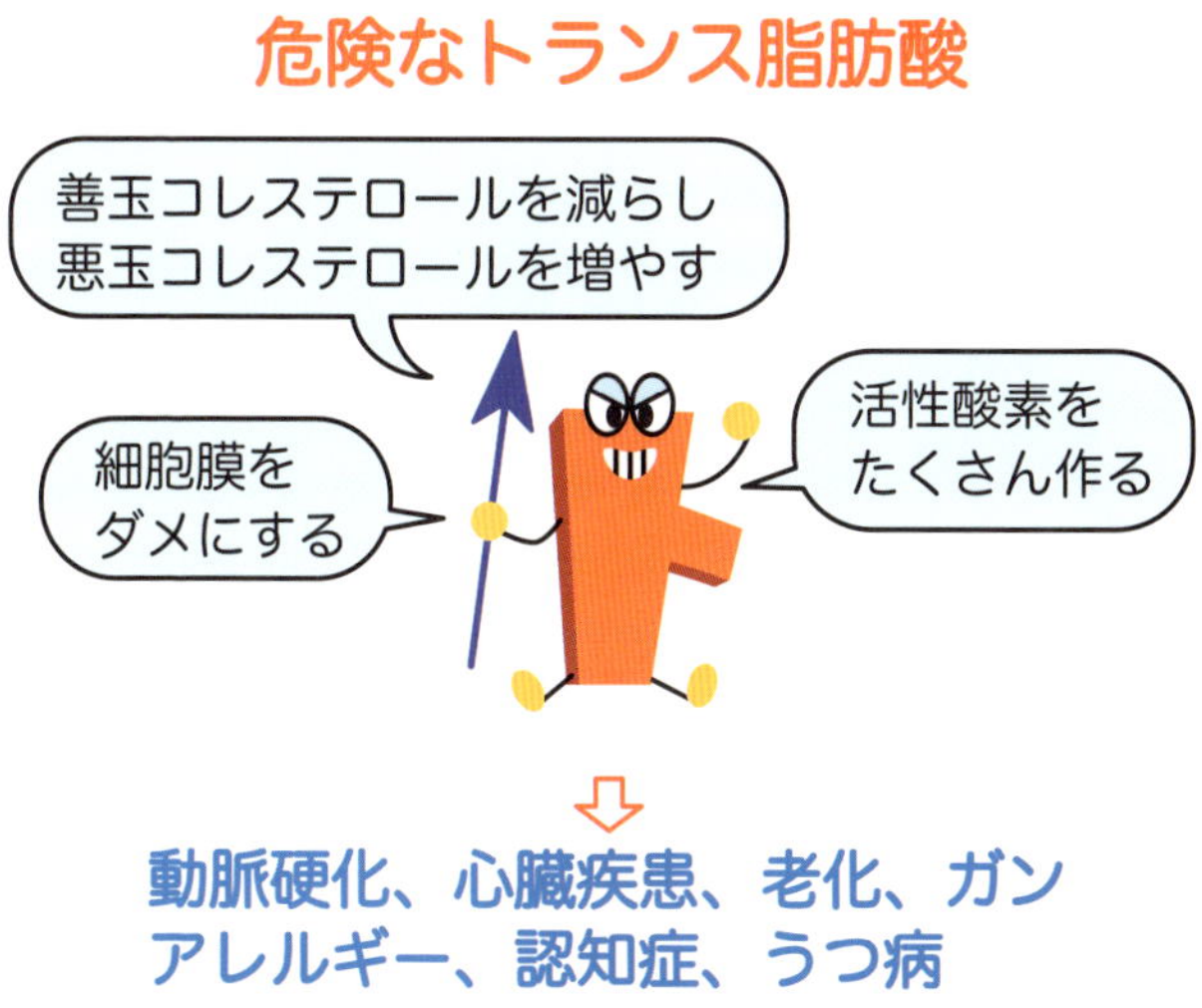
危険なトランス脂肪酸
善玉コレステロールを減らし
悪玉コレステロールを増やす
細胞膜を
ダメにする
活性酸素を
たくさん作る
動脈硬化、心臓疾患、老化、ガン
アレルギー、認知症、うつ病

細胞膜に必要な脂肪を正しく摂りましょう

青背の魚、昆布、えごま油、亜麻仁油
(DHA,EPA)

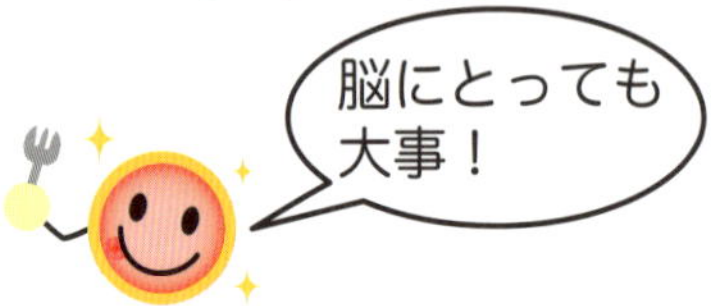
脳にとっても
大事！

⇩

細胞膜をみずみずしくし、働きをよくする

- 善玉コレステロールを増やす
- 血栓、動脈硬化を防止し、血液をサラサラに
- 中性脂肪を減らす
- 認知症、うつ病改善

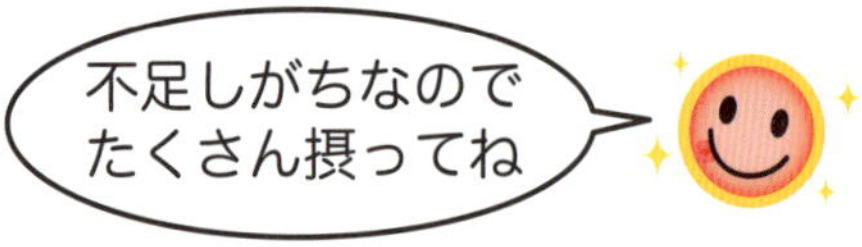

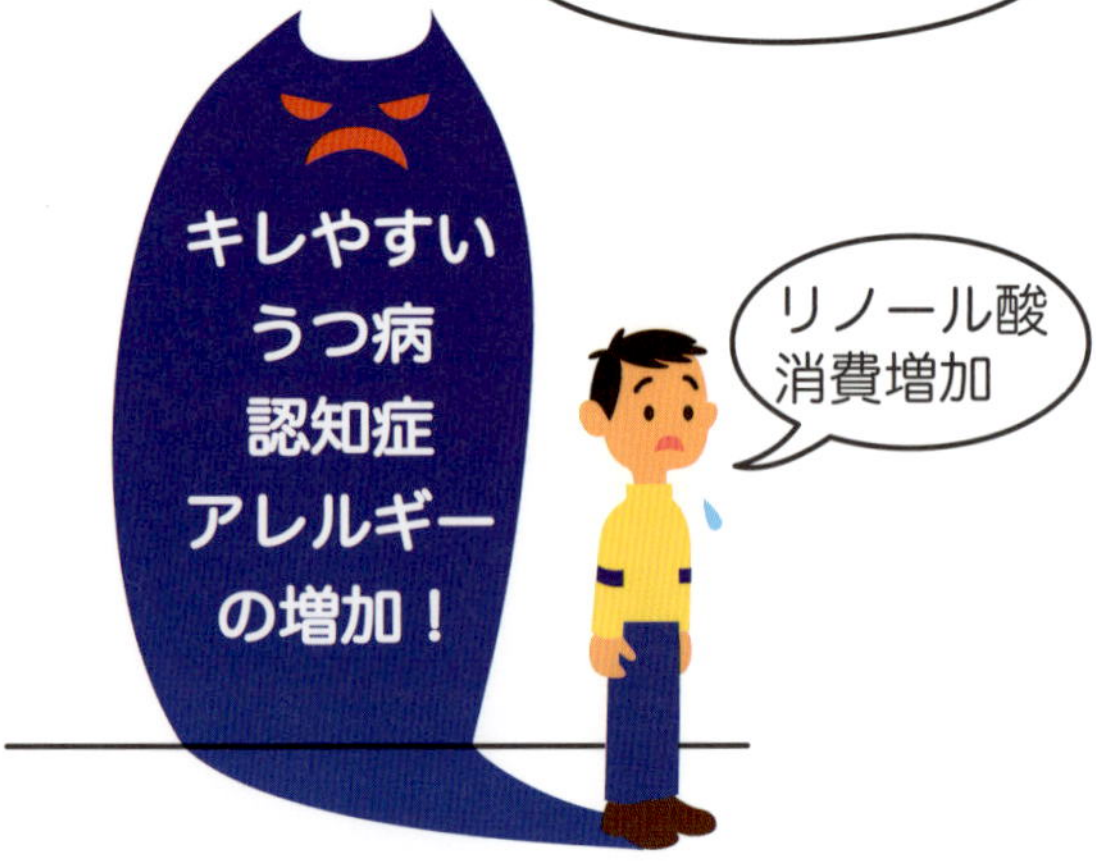
キレやすい
うつ病
認知症
アレルギー
の増加！
リノール酸
消費増加

体に良い植物油として大豆や菜種（キャノーラ）、とうもろこし等から作られ、長い間その安全神話に守られて、多くの人々に愛用されてきたサラダ油は、なんと脳を破壊するだけでなく細胞も壊すために、認知症やうつ病をはじめ、アトピー性皮膚炎、動脈硬化や心疾患、そしてガンや肝炎なども起こす要因となっていたのです。

そのような訳で、サラダ油や、サラダ油から作られているマーガリン、マヨネーズ、ショートニングなどは危険なトランス脂肪酸が多量に含まれているだけでなく、神経毒のヒドロキシノネナールが既に混入しています。また、サラダ油を使用しているインスタントラーメンやフライ等々の揚げ物、ポテトチップスや菓子類などの加工食品は即刻、食べるのを止めるよう説明しました。

日本のマーガリンは、欧米では10年以上も前から販売停止となっているのが

事実なのです。

油はヒトの健康を左右する重要な食べ物です。

悪い油は止め、良い油を摂取することは非常に大切です。

『そのサラダ油が脳と体を壊してる』では、油の品質の見分け方や、体に良い油の種類も多くご紹介しました。

オリーブ油にも玉石混交、種々雑多あり選び方も大切です。危険な油を止め、本当に脳や体に良い油を積極的に摂取してゆくと、体はみるみる元気になり、病気や体調不良も驚くほど改善されてくるのが実感されるでしょう。

最近急増中の認知症や若年性アルツハイマー病は、神経細胞を破壊するサラダ油が、重大因子となっています。

食生活に無頓着で、この神経毒を含んでいるサラダ油の摂取を続けていく限り、「認知症」は誰にでも起こる脳の病気だと断言できるのです。

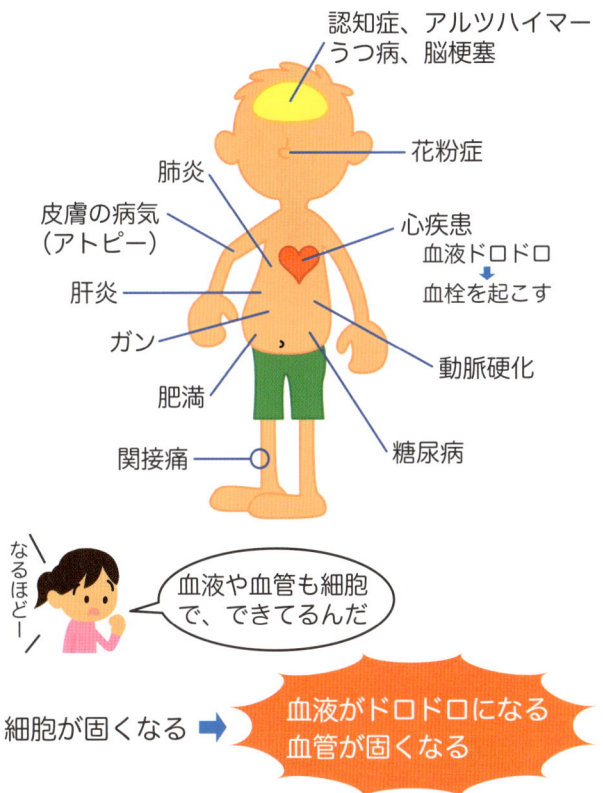

悪い油が引き起こす病気

脳に障害を起こす ➡ 情緒不安定、ADHD

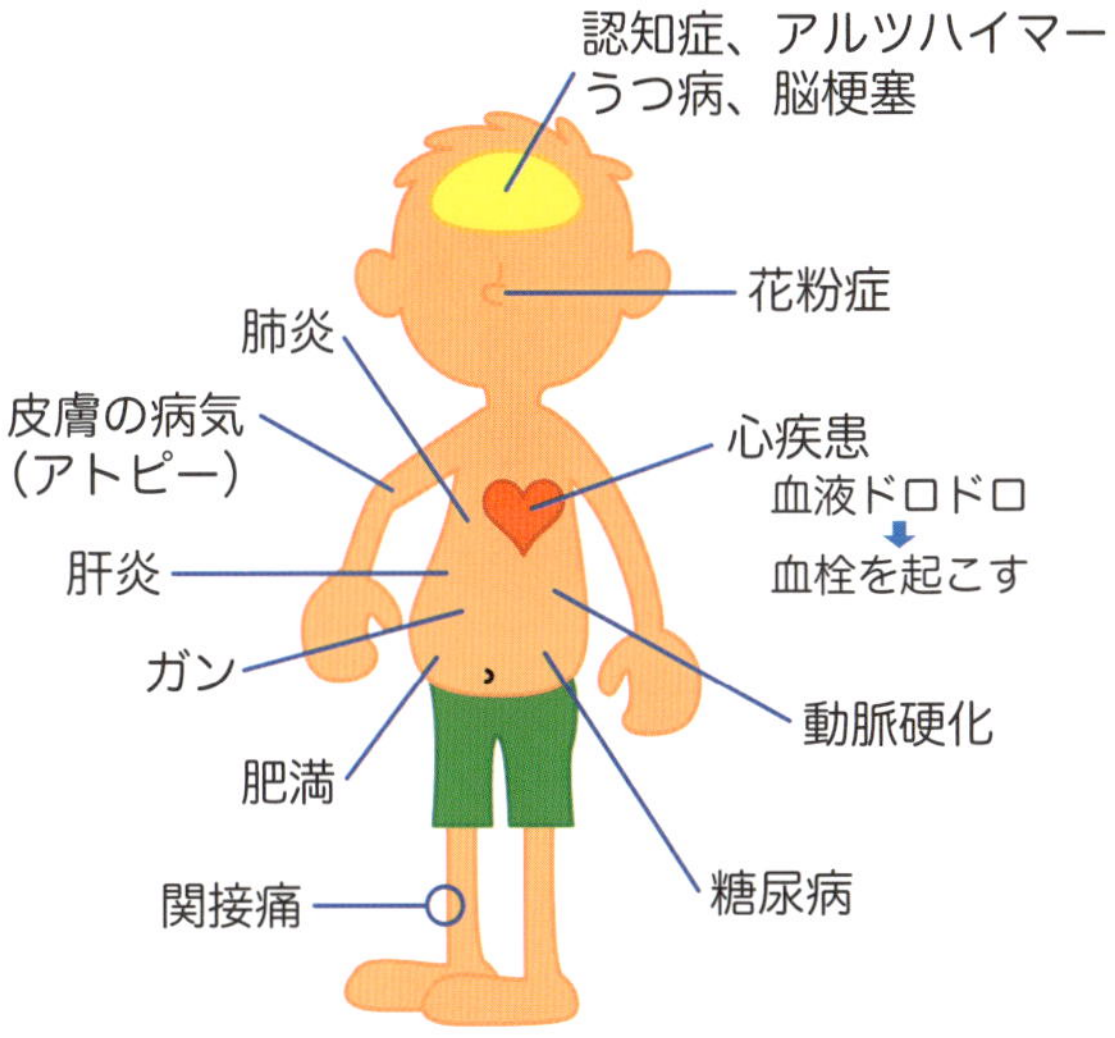

なるほどー
血液や血管も細胞
で、できてるんだ

細胞が固くなる ➡ 血液がドロドロになる
血管が固くなる

3 遺伝性のアルツハイマー病はごくわずか!

イギリスやスウェーデンには、遺伝性のアルツハイマー病を持つ家系があり、その異常遺伝子を持つ人は40歳代の若さで、認知症を発症することが知られています。

その遺伝子異常の多くは、アミロイドβを産生しやすくなる体質です。つまり、他の人に比べアミロイドβというゴミをどんどん作ってゆくので、脳で処理しきれず、神経細胞がゴミの中に埋もれて死んでゆくのです。

イタリアやフランスではゴミ回収を行う公務員が待遇改善を求めて、しばしばゴミ回収拒否のストライキを起こし、街中がゴミだらけになり生ゴミの臭気が街中に漂うことがあります。遺伝性アルツハイマー病の脳はこれに似ています。

しかし、このような遺伝性のアルツハイマー病は全体から見ると、ごく一部。たかだか2.5%程度に過ぎないのです。

遺伝ではなく、加齢により、60～70歳代でなるべくしてなったという発症の仕方をするアルツハイマー病の方が圧倒的に多いのです。

２０１２年夏、厚生労働省は我が国には推計で３００万人もの認知症患者がいると発表しました。現時点で65歳以上の高齢者は我が国に３０００万人いますので、単純に計算すると、高齢者のうち実に10人に１人がアルツハイマー病に代表される認知症患者ということになります。

アルツハイマー病は10年から20年かけて発症する病気であると言われてい

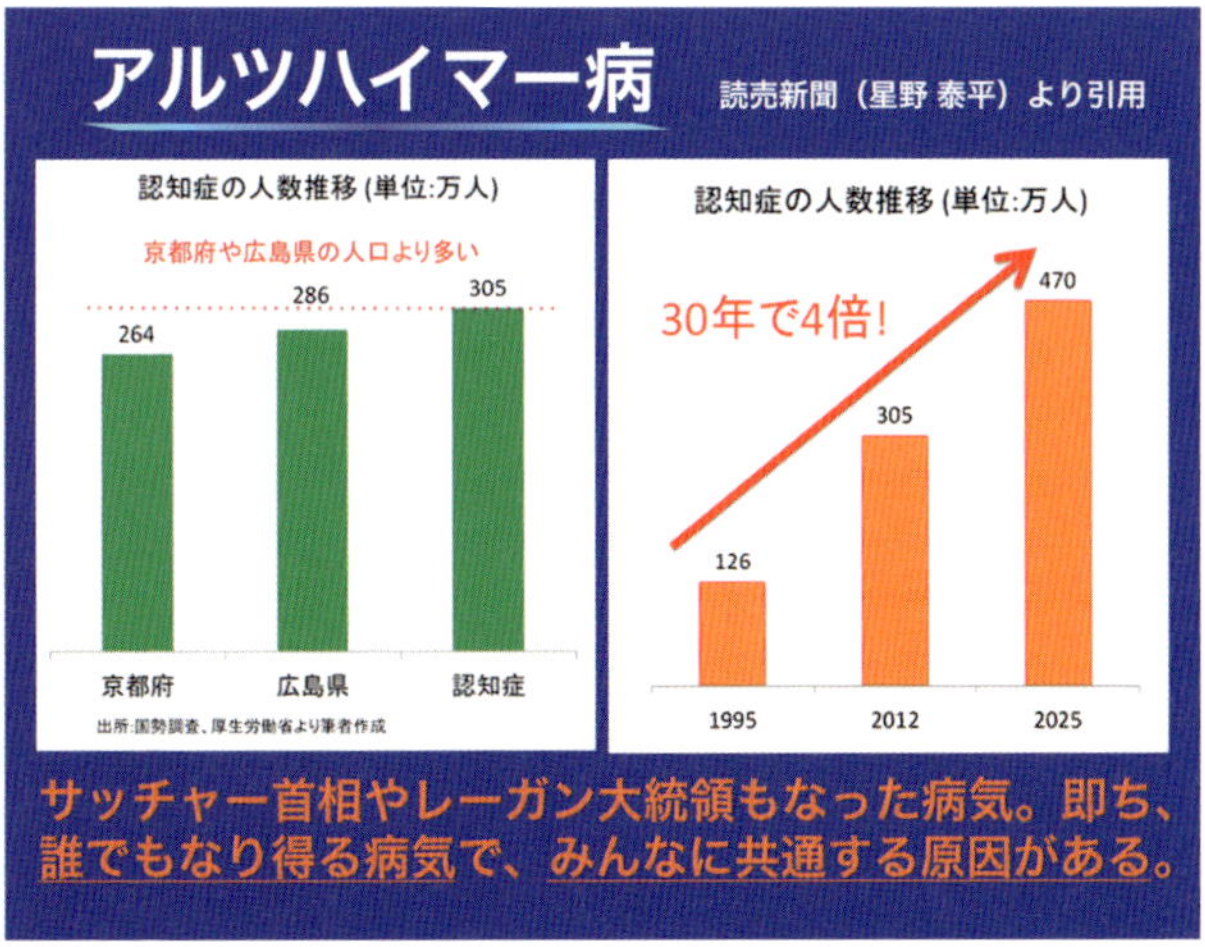

ます。もしあるヒトが65歳でアルツハイマー型認知症を発症する運命にあるとすると、45歳から55歳にかけてすでに病気が始まっていることになります。

45歳から55歳にかけてというのは微妙な年齢層です。肥満になってきたとか、血圧やコレステロール、中性脂肪、血糖などの値が高くなってきたとか、健康が気になり始める頃です。人に気付かれない程度のもの忘れも始まっている可能性があります。

仮に、45歳から65歳までにアルツハイマー病の予備群が、右と同じ数字の300万人いるとしましょう。それは、日本人の平均寿命が85歳であるとすれば、65歳〜85歳の集団と45歳〜65歳の集団

アルツハイマー病は10〜20年かけて発症

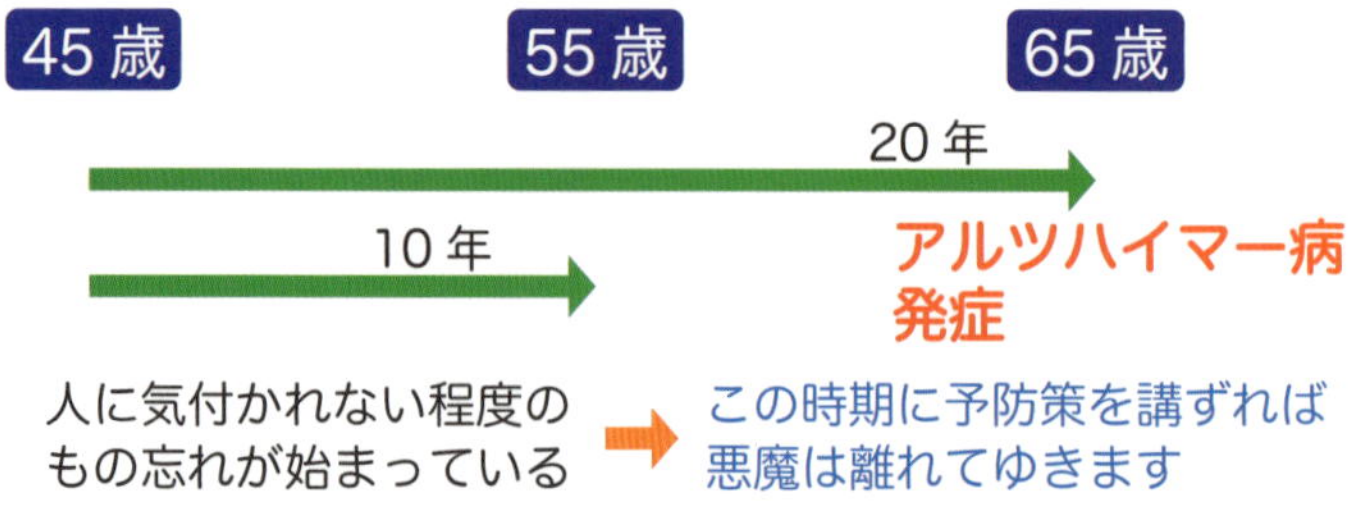

は大体似ているだろうという前提での話です。すると、予備群と完成群とを合わせると、我が国には現時点で６００万人ものアルツハイマー病患者がいることになります。つまり、赤ちゃんを含めて国民の20人に１人がアルツハイマー病ということになります。

『これほど罹患率の高い病気は、ごく身近にその原因があるはずだ』

というのが私の考えです。

私が、アミロイドβがアルツハイマー病の原因だとする仮説を信じない理由は、先に述べた「ＰＥＴ検査でアミロイドβの沈着があるのに、ボケていない人がいる」という以外に２つあります。

それは、

①アミロイドβの産生を促す遺伝子をマウスに作っても、これらのマウスはどんどんアミロイドβを作り出すだけで、アルツハイマー病患者が示すような脳萎縮や神経細胞死を示さないので、アミロイドβは神経細胞死の直接原因とは考えられないのです。さらに、

②最近アミロイドβを中和する新しい薬剤がいくつも開発されましたが、これらの中和抗体を試験的に投与してもアルツハイマー病患者の病状は一向に良くなりませんでした。新薬を用いた臨床治験は米国で何度も行われましたが、ことごとく失敗に終わっています。

つまり、アミロイドβの沈着はアルツハイマー病に随伴する現象ではあるが、その根本原因ではないということです。

4 アルツハイマー病の原因は何か？

アミロイドβが原因ではないとすると、真犯人はいったい何でしょう？

言い換えれば、「45歳以上の20人に1人、65歳以上の10人に1人という非常に高い確率で起きている異常現象は何であるか？」ということになります。

単独犯ではありません。共犯者もいるはずです。

パートⅠの『そのサラダ油が脳と体を壊してる』で、神経細胞死の原因であることを指摘したカルパインとカテプシンが共犯者であることは間違いありません。しかし、カルパインとカテプシンはあくまでも共犯者であって主犯ではありません。

そう、**主犯は神経毒のヒドロキシノネナールです。**

従来の研究で、アルツハイマー病で亡くなった患者さんの脳にはヒドロキシノネナールの濃度が高まっていること、カルパインとカテプシンの酵素活性が高まっていることが、それぞれ別々の研究グループによって発表されていました。

「サラダ油が脳を殺す」

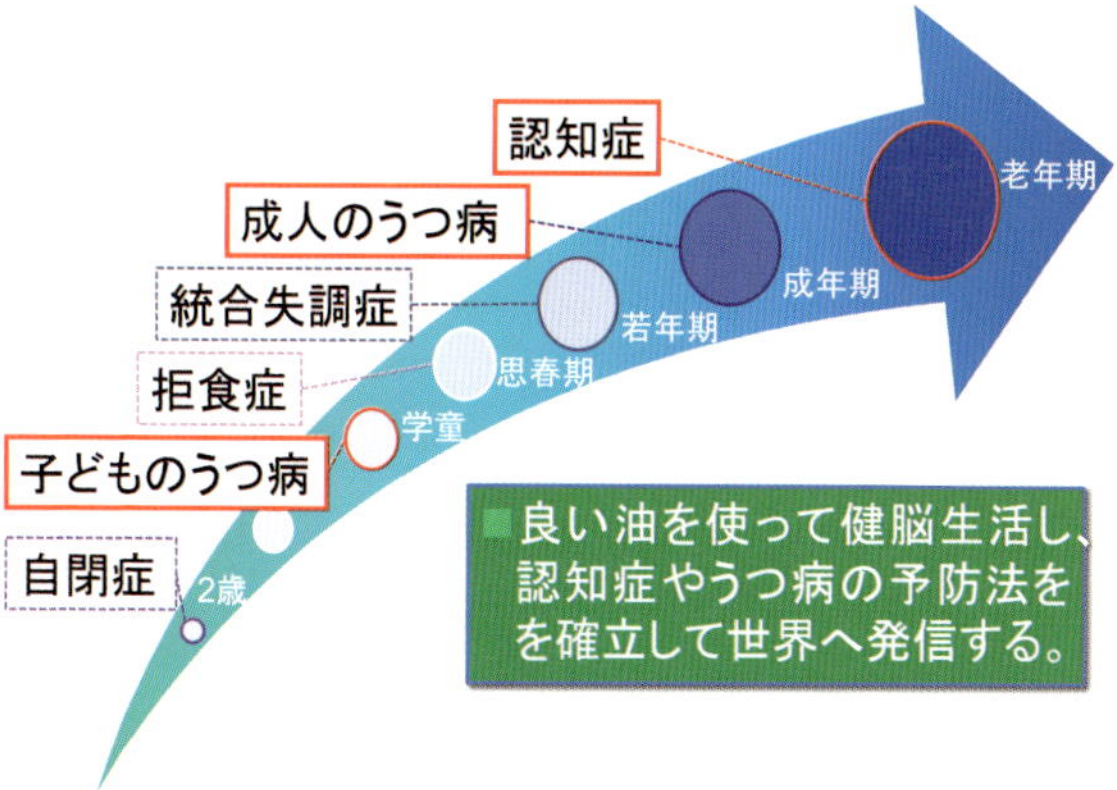

さらに、別の研究グループは、主犯と目されるヒドロキシノネナールについて興味ある報告をしています。

アルツハイマー病を発症しやすい遺伝形質にアポE4というのがあります。アポE2の遺伝子を持つ人に比べて、アポE4の遺伝子を持つ人は10倍以上もアルツハイマー病になりやすいのです。試験管内の実験で面白いことを調べた研究者がいました。アポE2蛋白はヒドロキシノネナールの毒性を消すパワーが高いが、アポE4蛋白は毒消しができない。

しかし、ヒドロキシノネナール、カルパイン、カテプシンという3人の役者がどんなドラマを演じているのか、誰にもわかりませんでした。

ここで、**「熱ショック蛋白70」**が再登場するのです。

パートIで説明したように、熱ショック蛋白70は蛋白質の面倒をかいがいしく見る分子シャペロンであると同時に、古くなったり傷んでしまった蛋白質をリソソームという細胞のリサイクル工場へと運び、そこで分解することにも関わります。さらに、この熱ショック蛋白70には「いざ鎌倉!」という時に、臨機応変に増えて、リソソームが破壊するのを防ぐ働きもあります。

この熱ショック蛋白70が、ヒドロキシノネナールの攻撃対象となっているのです。

ヒドロキシノネナールは、細胞膜に取り込まれたリノール酸が、酸化ストレスで錆びて出来たものです。しかも細胞膜で、錆びの連鎖を起こす、という厄介な代物です。錆びの連鎖を起こすということは、細胞膜の一部分が錆びると、まるでドミノ倒しのように次から次へと隣接する細胞膜がどんどん錆びて行くということです。

ヒドロキシノネナールが神経細胞に及ぶと、具体的に何が起きるのでしょうか？

それは、ゴミの運搬をし、同時にリソソームを守っている熱ショック蛋白70の酸化損傷です。つまり、ヒドロキシノネナールは細胞膜だけではなく、熱ショック蛋白70という大事な蛋白質も錆びさせてしまうのです。

そして、熱ショック蛋白70が錆びると、すぐにカルパインというタンパク分

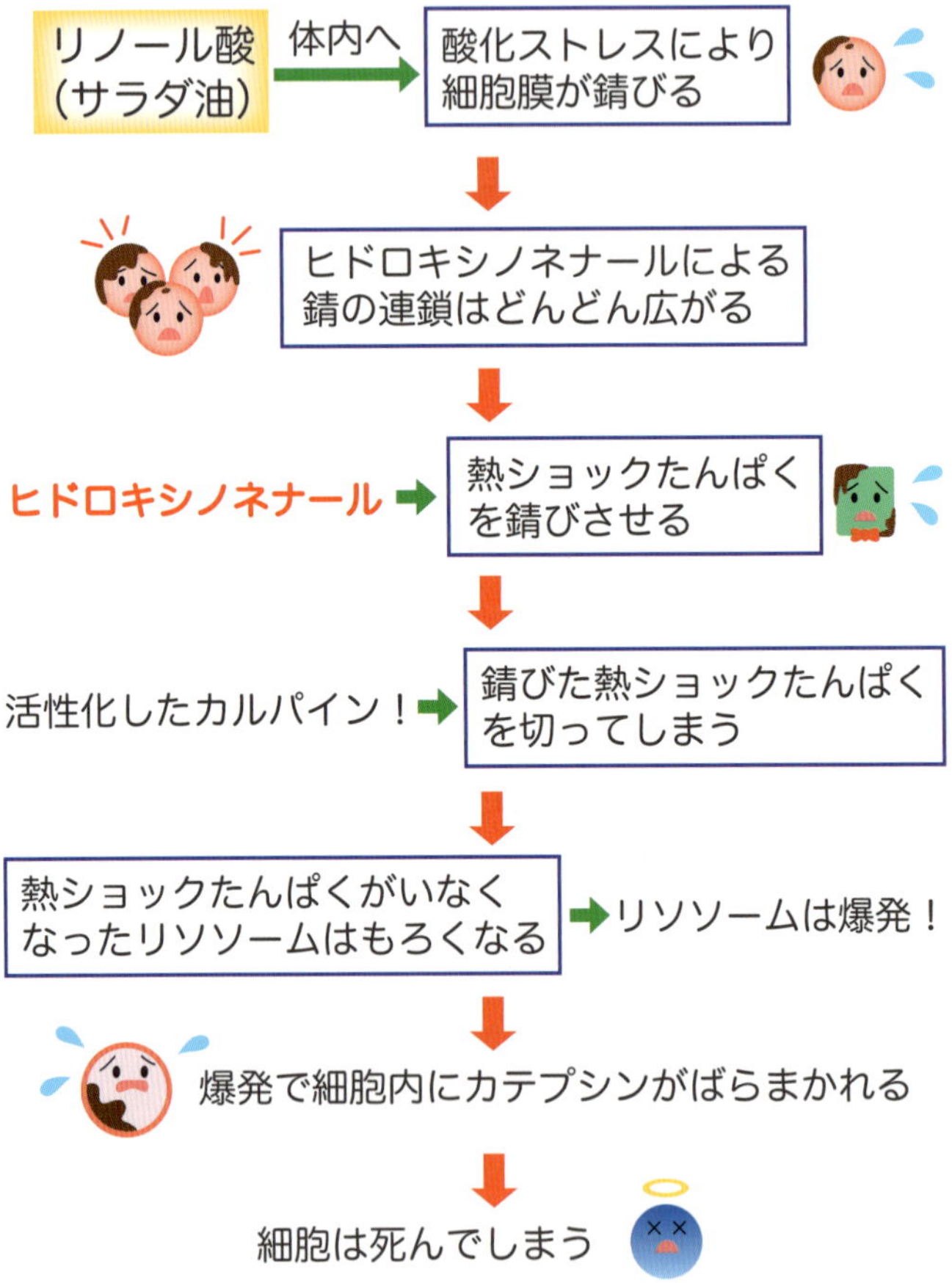
リノール酸
(サラダ油)
体内へ
酸化ストレスにより
細胞膜が錆びる
ヒドロキシノネナールによる
錆の連鎖はどんどん広がる
ヒドロキシノネナール
熱ショックたんぱく
を錆びさせる
活性化したカルパイン！
錆びた熱ショックたんぱく
を切ってしまう
熱ショックたんぱくがいなく
なったリソソームはもろくなる
リソソームは爆発！
爆発で細胞内にカテプシンがばらまかれる
細胞は死んでしまう

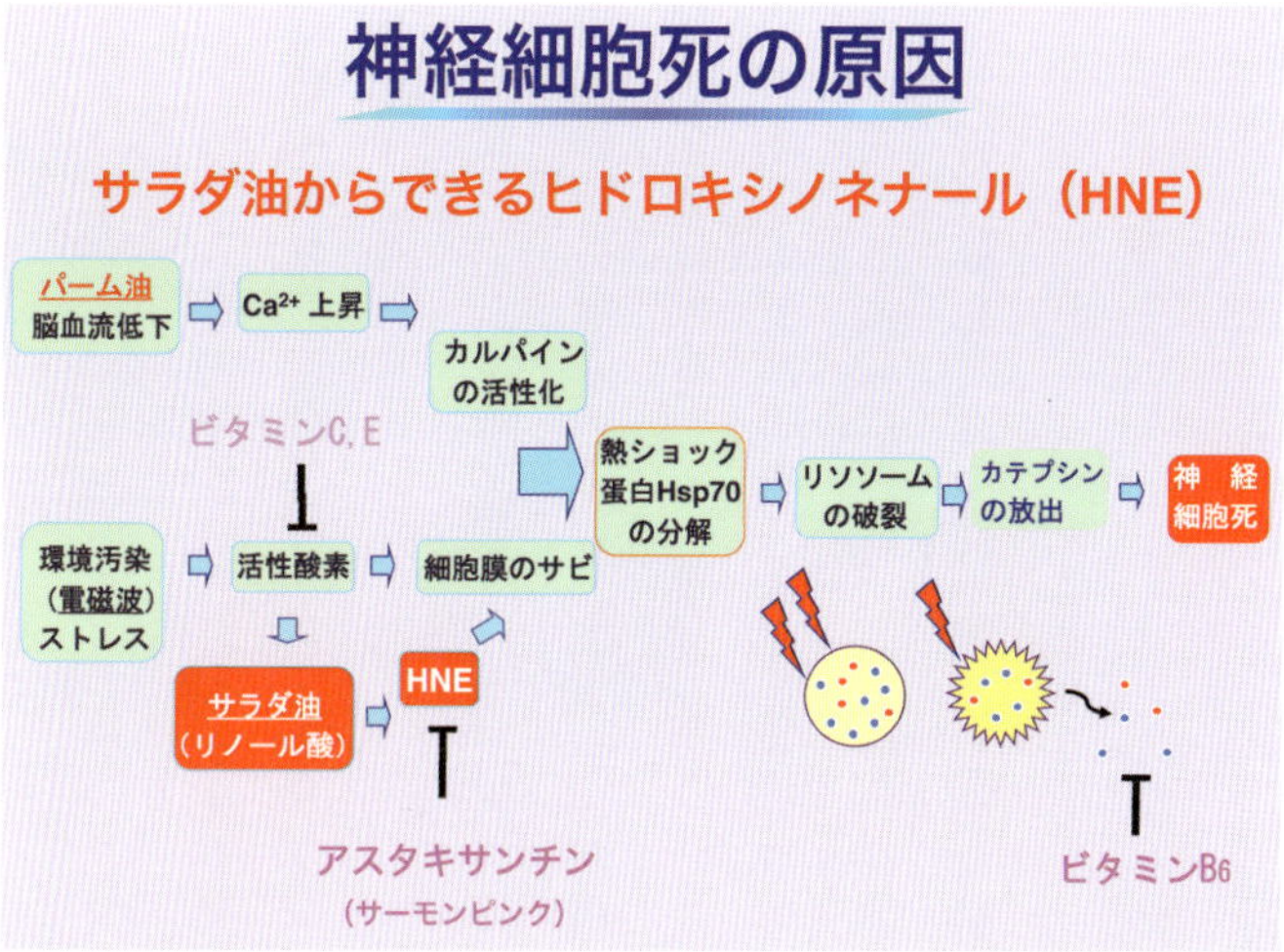

解酵素がこの錆びた熱ショック蛋白70を殺してしまうのです。カルパインの動きを活発化させているのはアミロイドβか脳動脈硬化のいずれかです。

その結末や、いかに？

熱ショック蛋白70はもはやゴミ処理ができず、神経細胞の中でリサイクル工場の役目をしているリソソームを守ることもできません。どんどんゴミは溜まり、リソソームは爆発して、唐辛子のようなタンパク分解酵素のカテプシンが細胞内にばらまかれます。こうなると、細胞は死んでしまうのです。

　つまり、アルツハイマー病における神経細胞死は、「カルパインーカテプシン仮説」で説明できるのです。

「勝ちに不思議の勝ち有り、負けに不思議の負けなし」という名言を、将棋の坂田名人は残されています。

　アミロイドβがあってもヒドロキシノネナールさえなければ、脳は勝負に勝って、神経細胞を守るという不思議な勝利をゲットすることができます。

　しかし、アミロイドβがなくても脳内にヒドロキシノネナールが存在すれば、

アルツハイマー病をひき起こす真犯人！

主犯　ヒドロキシノネナール
共犯　カルパイン・カテプシン

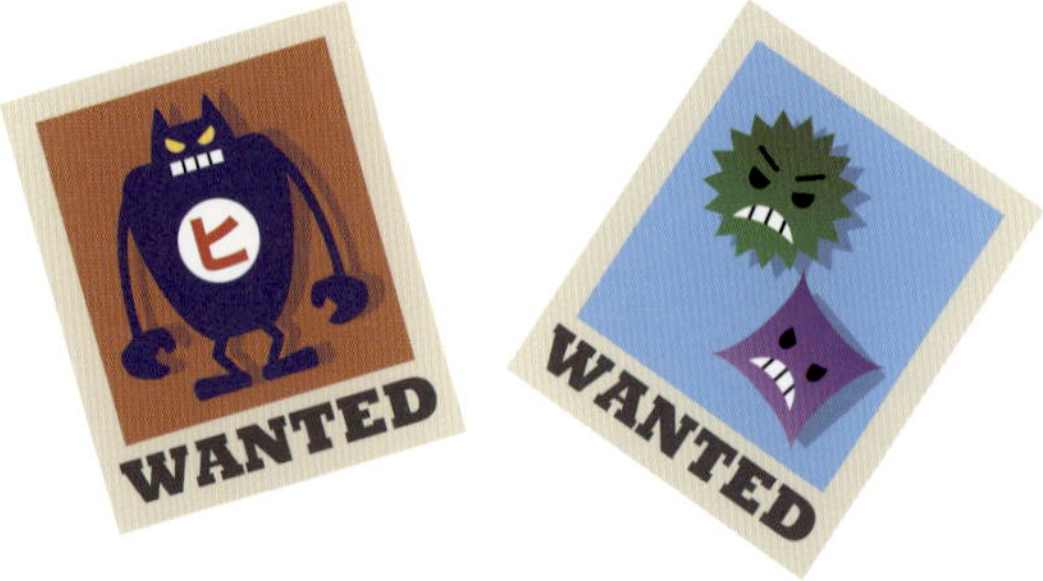

加齢と共に起きる脳動脈の硬化と、その結果としての二次的な脳血流低下で、蛋白質の分解酵素であるカルパインが暗躍を始め、脳は神経細胞死という大敗北をきたしてしまいます。

つまり、アルツハイマー型認知症の主犯はアミロイドβではなく、ヒドロキシノネナールなのです。

アミロイドβはカルパインを活性化するという脇役を演じているのに過ぎません。

第2章 アルツハイマー病の早期発見法

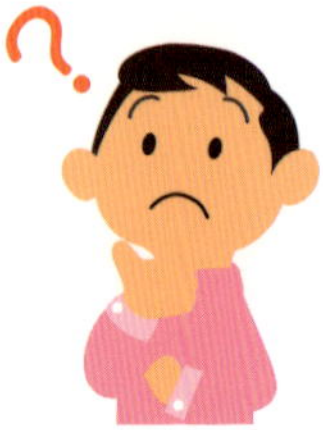

1 脳の老化を自分でチェックする

知らないうちに細胞膜の錆びが進行して、海馬の神経細胞は少しずつ死んでゆきます。そして、気がついた時はもう、手遅れです。あわてて高価な薬を飲みだしても、あとの祭りです。こうなると、もう、アルツハイマー型認知症にだけはならないようにと、神様にお祈りする以外にすべはないのでしょうか？

いいえ、なすべきは、早期発見と早期治療です。

アルツハイマー病を早期発見するのはあなた自身であって、決して医者ではありません。

まず、**自分で「もしかして？」と疑いを持つことが早期発見の第一歩**なのです。

ポイントは昔のことを覚えているか、否か、ではありません。新しいことを覚えられるか？　最近のことを覚えているか？　そこが重要なのです。

具体的な例を上げてみましょう。

①ビジネスマンなら、今週のスケジュールを記憶することができなくなった。

②上司の指示を仔細に覚えていない。あるいは、会議や交渉の内容を正確に覚えていないので、レポートが書けない。

③教師であるのに新入学生の名前を覚えられなくなった。

④週末に見た映画や最近読んだ小説の内容を周囲の人にうまく解説できなくなった。

⑤かかって来た電話の内容を正確に覚え、それを同僚や家族にきちんと伝

えられない。

⑥物を置いた場所を異常に忘れやすい。一つの物を手に持って、別の物を取りに行くと、先に持っていた物を置いてきてしまう。

⑦用事（仕事）をしている時にもう一つの用事（仕事）が入ると、先の用事（仕事）をすっかり忘れてしまう。

⑧自分の知識や経験に基づいて新しい仕事や課題を段取り良く、てきぱきとさばいてゆくことが極端に遅くなった。

⑨昔のことを思い出したり、昨日のことを思い出したりする記憶力には自信があるが、来週の何曜日の何時にどこそこで待ち合わせをしようという、近未来の約束事を頻繁に忘れるようになった。

以上の9項目のうちどれかに心当たりがあり、自分の記憶力をテストしたいなら、次のいずれかを試してみると良いでしょう。

①昨晩食べた夕食のおかずを正確に思い出せるか？

②今朝読んだ朝刊の記事の見出しを3つ以上思い出せるか？

③最近見た映画やテレビドラマの内容を家族や友人に1分で説明できるか？

④先週末はどこで何をしていたかを思い出せるか？

⑤明日は何をすることになっているのか？　スケジュールや約束をぱっと思い出せるか？

以上のうち、3つ以上正答できるなら心配ありません。もし、1つか2つしか

あなたの記憶力をテストします！

❶昨晩食べた夕食のおかずを正確に思い出せるか？
❷今朝読んだ朝刊の記事の見出しを３つ以上思い出せるか？
❸先週末はどこで何をしていたかを思い出せるか？
❹最近見た映画やテレビドラマの内容を他の人に１分で説明できるか？

できない場合は専門医を受診された方が良いでしょう。

ただし、ここで言う専門医とは、**「記憶の専門医」**という意味であって、神経内科や精神神経科、脳神経外科の専門医という意味ではありません。

脳の解剖を熟知していて、MRIで海馬や楔《けつ》前部のシワが深くなっていることを発見できる医者ということです。「記憶の専門医」は近時記憶障害を把握できる神経心理テストにも詳しいはずです。

脳科学専門医とは

- 脳外科か精神科、神経内科の専門医である
- CTやMRIで「海馬」「マイネルト核」「楔前部」「後部帯状回」を読める
- 神経心理テストができる、わかる、させられる
- オメガ3多価不飽和脂肪酸の意義を説明できる
- 英語の論文を少なくとも10篇は書いている

2 どんな医者にかかるか？

我が国には認知症の看板を出している医師は比較的多いのですが、記憶障害を専門的に診断できる専門医は意外に少ないのです。神経内科や精神神経科、脳神経外科には「もの忘れ外来」を開設している所があるので、この中で、詳しい神経心理テストとＭＲＩ、できればＰＥＴなどの検査ができる病院を選ぶと良いでしょう。

病院によって、また症状によって、更に受ける検査によって、かなりの違いはありますが、２万円から15万円程度の予算をみておく必要があります。しかし、インプラント１本よりも安い投資で、自分の記憶障害がどの程度であるかを判定できます。インターネットで、「もの忘れ」、「海馬」、「ＭＲＩ」あるいは「ＰＥＴ」などのキーワードを入れてヒットする病院が適当ではないかと思います。

記憶の神経心理テストに関してＭＭＳＥ（ミニ・メンタル・スケール）など

10分程度でできる簡易テストしか行っていない病院は避けるべきです。せっかく受診しても、早期のアルツハイマー病が見逃されてしまうからです。MMSE検査は満点の成績なのに、PET検査ではアルツハイマー病の典型的異常所見がみられることも少なくはないからです。

また、「海馬」の大きさや異常について正確なMRI診断ができない病院も、受診する意味はありません。早期のアルツハイマー病を見つけてもらうには、それなりの設備を備えた、専門医がいる病院を選ばないといけません。

神経疾患の診療のついでに記憶障害の診療を行っているという医師ではなく、記憶障害の診療を専門とする医師を選ぶのが最も重要です。

その医師に診断してもらうポイントは5点ほどあります。

①ＭＲＩ（正確には、ＭＲＡ）と眼底写真で自分の脳動脈硬化はどの程度進行しているか？　そして、それを裏付ける高脂血症や高血圧、糖尿病などの進行度は？

②詳しい神経心理テストの成績が、同年代の平均値と比較して、どのようにランキングされるか？

③ＭＲＩ画像で海馬に微妙な萎縮がないか？　海馬に隣接している側脳室下角の拡大はあるか？　あるとすれば、どの程度か？　仮に海馬が正常であっても、外部情報の入力に関与する頭頂葉の楔前部に萎縮はないか？　これを早期に見つける為には帯状溝という脳の隙間の微妙な開き具合に注目しなければなりません。

④ＰＥＴで側頭部の内側や外側、後部帯状回、楔前部などのブドウ糖代謝は落ちていないか？
もしさらなる出費が可能なら、最先端施設ではアミロイドβやタウ蛋白の沈着の有無も調べることが可能です。どちらかと言うと、タウ蛋白の

沈着度の方がアルツハイマー病の重症度と比例しています。しかし、通常は、ブドウ糖代謝を調べるFDG-PETを行えば十分です。FDG-PETでは癌の有無も同時にスクリーニングできるので、検査のしがいがあります。

⑤生活習慣の改善や予防的治療を行う必要があるか？　あれば、具体的にどうすれば良いか？

CTスキャンでは海馬の大きさや脳動脈硬化に関する正確な情報を得ることはできないので、PETがなくとも、最低限MRIを持っている病院でないと受診する意味はありません。ただ、MRIやPET施設を有する病院を、責任を持って紹介してくれるクリニックなら大丈夫です。

肝心なのは、あくまでも医療機器の性能ではなく、医師の資質です。

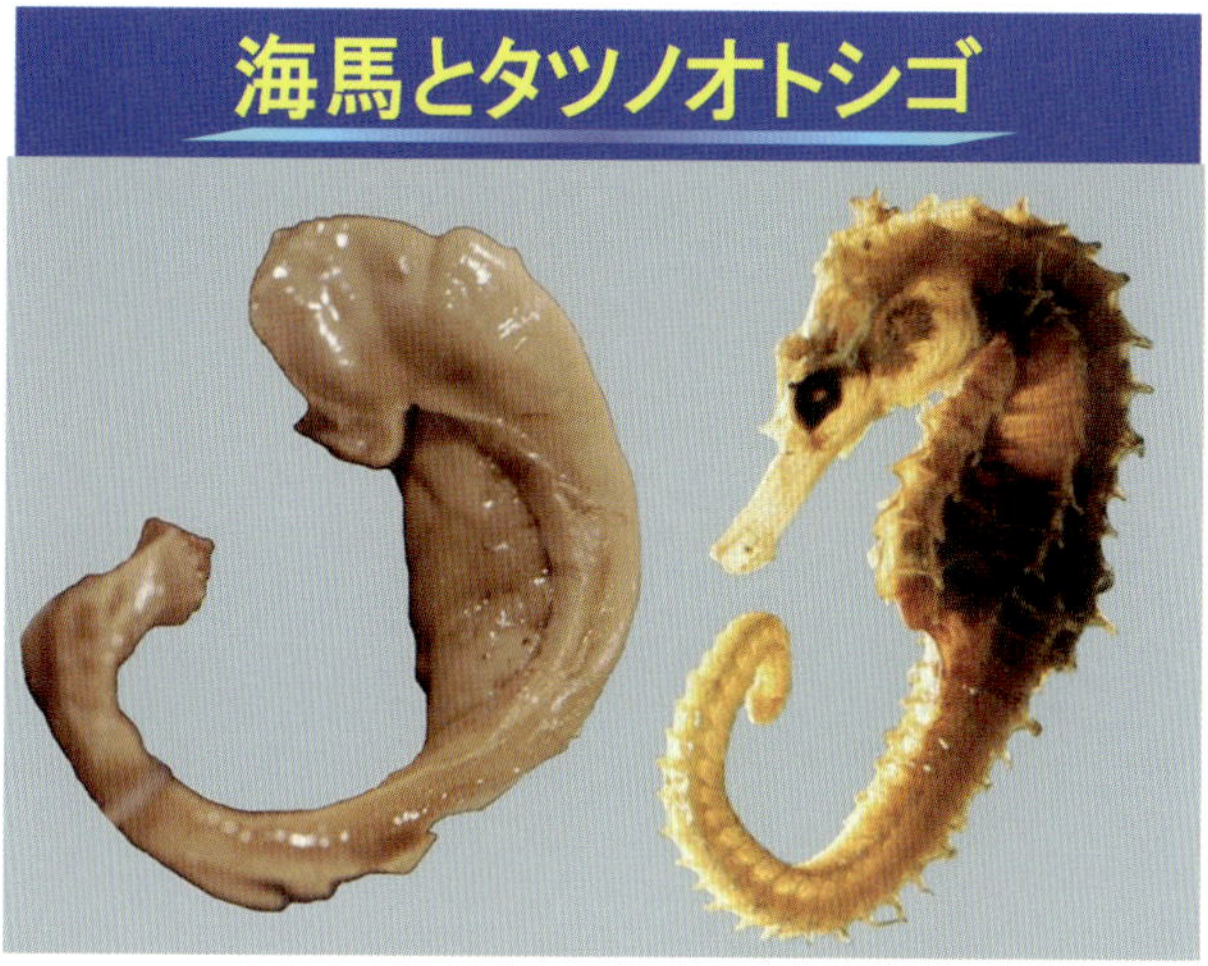

3 海馬テスト

私は30分ほどかかる「海馬テスト（正式名はアーバンス神経心理テスト）」という神経心理テストを行い、（即時記憶力）（図形・立体を把握する能力）（言語能力）（集中力（注意力））（短期（遅延）記憶力）の5つの高次脳機能を検査しています。

このテストは、簡単すぎず、難しすぎず、患者さんを過度に疲れさせることなく、正確に診断できるのが特徴です。少しオーバーに言うと、まるで指紋を見るように、一人一人の「脳力」が折れ線グラフやペンタゴン形（五角形）のチャートとなって出来ます。

アルツハイマー病の疑いがある患者を早期に発見できるのが、この「海馬テスト」です。

20歳代から70歳代までの6世代の正常者約2千人の基礎データが私のパソコンに入っているので、独自に開発したソフトにより、それぞれの患者さんの成績が5つの項目別に採点できるのが特徴です。つまり、正常人の成績と比べてどのように位置づけされるかという相対評価を行うのです。

平均点は50点で多くの方は40点から60点の成績です。アルツハイマー病の方は初期であれば25点以下、進行していると5点以下です。微妙なのは、30点台の人なのです。この人たちの中に早期のアルツハイマー患者が隠れています。

そこで、この人たちの海馬に異常がないかどうかをMRIでチェックします。

もちろん、後部帯状回と頭頂葉楔前部についても、微妙な萎縮を見逃さないようにします。この「微妙な診断」は脳解剖の経験が豊富で、脳解剖に習熟した医師でないとできません。本物の脳を見たことがない医師には形や大きさの異常がイメージできないからです。

「海馬テスト」の得点が低いほど、海馬のボリュウム（容積）は少ないのが一般的です。しかし、病気の早期には海馬の萎縮がなくても得点の悪い場合があるので、次のＰＥＴ検査が必要となります。海馬の神経細胞が死んだとしても、それが一定の数を超え、神経線維の束が細くなるまでの半年間から１年間ぐらいは、海馬はそれほど萎縮しないからです。この時期に海馬の異常を発見できるのは、ＰＥＴしかありません。

つまり、アルツハイマー病を早期発見するには、正確な「神経心理テスト」と「ＭＲＩ」それに「ＰＥＴ」という三種の神器が不可欠なのです。

4 PET検査

PETは施設、機器、使用薬剤の種類と量、それに使用するソフトにより、多種多彩な画像が得られますが、ポイントは2つあります。1つは海馬を含め、側頭葉の内側部におけるブドウ糖代謝の低下の有無です。ただし、側頭葉の内側部は元来、ブドウ糖代謝が低い部分なので、低下していると評価する場合には十分慎重でなければいけません。

その点、脳の中でも頭頂葉の楔《けつ》前部は、ブドウ糖代謝がもともと高い部分なので、低下しているのは見つけやすいと言えます。楔前部は、ヒトの「こころ」が宿る脳の核心部分で、この部分には脳の血流が集中しており、脳の中で最も多くの酸素やブドウ糖が使われています。この部分が注目され始めたのはここ10年ほどのことです。

機能的MRIやFDG-PETで脳の機能を調べる際、被験者はスキャナーの台に横たわり、眼をつむって、まるで座禅をしている時のように瞑想の世界に入ります。この時は外部情報がほとんど遮断され、被験者は自分だけの世界に入っていますが、この時にこそ、楔《けつ》前部は最大発火をしています。

そして、被験者に目を開けさせ、いろんな図形や単語を見せて考えさせると、楔前部とその近辺の脳はまるでネオンサインのように発火のバトンタッチをして、外部情報を取り始めます。楔前部で合流した自己の記憶と現在の外部情報が前頭葉の内側面に送られ、正確な解答が導きだされるのです。

また、最先端の病院ではアミロイドβやタウ蛋白がどの程度溜まっているかも正確に可視化できるので、もし余裕があれば、これもぜひお勧めです。

以上の精密検査にはそれなりの費用がかかるので、国民の総医療費の会計が大赤字の現況ではドック検査に組み込むことは現実的に不可能ですが、将来的にはＰＥＴ検査も通常の検査項目になってゆくと思います。それは、アルツハイマー病の患者を介護するよりは、アルツハイマー病の早期発見と予防に予算をかけた方が結局、医療費を削減できるからです。

5 早期のアルツハイマー病

それでは、初診の際に、5年後から10年後に実際にアルツハイマー病を発症するのではないか？　と私が疑う発症早期の患者さんを、具体例でお示ししましょう。

この方は50歳代半ばの中小企業の社長です。4年前に脳ドックの目的で私の外来に来られたので、「海馬テスト」を行いました。その成績は、図の実線で示す通りです。野菜の名前を1分間でできるだけ多く上げていただく「意味流暢性」の項目のみ、正常下限（40点）の成績でしたが、他の項目は50歳代の平均値である50点を上まわる成績でした。しかも、総合点は57点で、むしろ正常者の平均得点をかなり上まわる高得点であり、高次脳機能に関しては太鼓判を押して上げたのは申すまでもありません。

その4年後にこの社長が再び外来に来られました。そして、「判断力や集中力には問題はないが、この頃、記憶力が少し落ちてきたよう

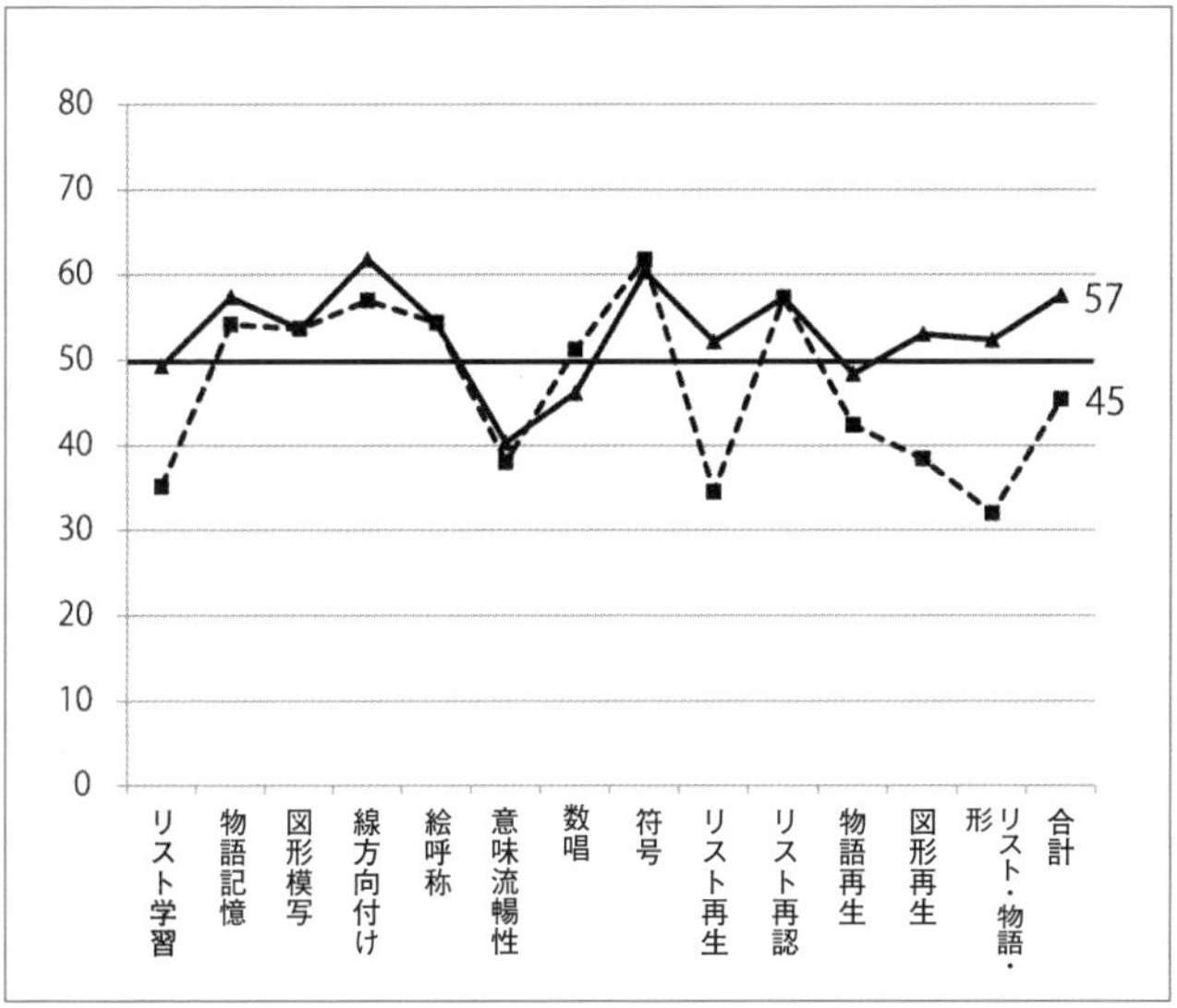

な気がする。たとえば、お得意先の方の名前を覚えにくく、しかも、一旦覚えた後も忘れやすい傾向がある」

と言われました。

そこで念のため、４年前とは別バージョンの問題を使った「海馬テスト」を行いました。その結果は図に点線で示します。

一見して分かるように、違った問題を使用しているにもかかわらず「図形模写」や「絵呼称」「意味流暢性」「符号」「リスト再認」などは前回と同じ成績であり、折れ線グラフのパターンも基本的に似ていることにより、同一人物であることがわかります。

しかし、関連性のない10個の単語を覚えて、それを思い出す「リスト再生」や、一度書き覚えた図形を思い出す「図形再生」の成績は明らかに低下しています。つまり、ご本人の指摘通り、記憶力は間違いなく4年間で低下しています。いったん覚えた単語や図形を思い出す記憶力が、異常の圏内に入ってしまっているのです。

ちなみに、総合点は45点で正常値ではあるものの、4年前の57点から見ると一挙に12点も低下しています。これは、間違いなく精密検査の必要があります。

そこでまずMRIを撮影すると、左側の海馬（星印）は右に比べて微妙に萎縮しており、相対的に隣接する脳室（矢印）が右側に比べて大きくなっていました。眼球や視神経が左右対称に見えるように慎重に撮影されているので、この違いは明白です。平面で長さが1割短く見えるということは3次元で容積が

３割減っているということであり、それは、とりもなおさず、神経細胞の減少を意味しています。

次に、ＰＥＴ検査を行いました。

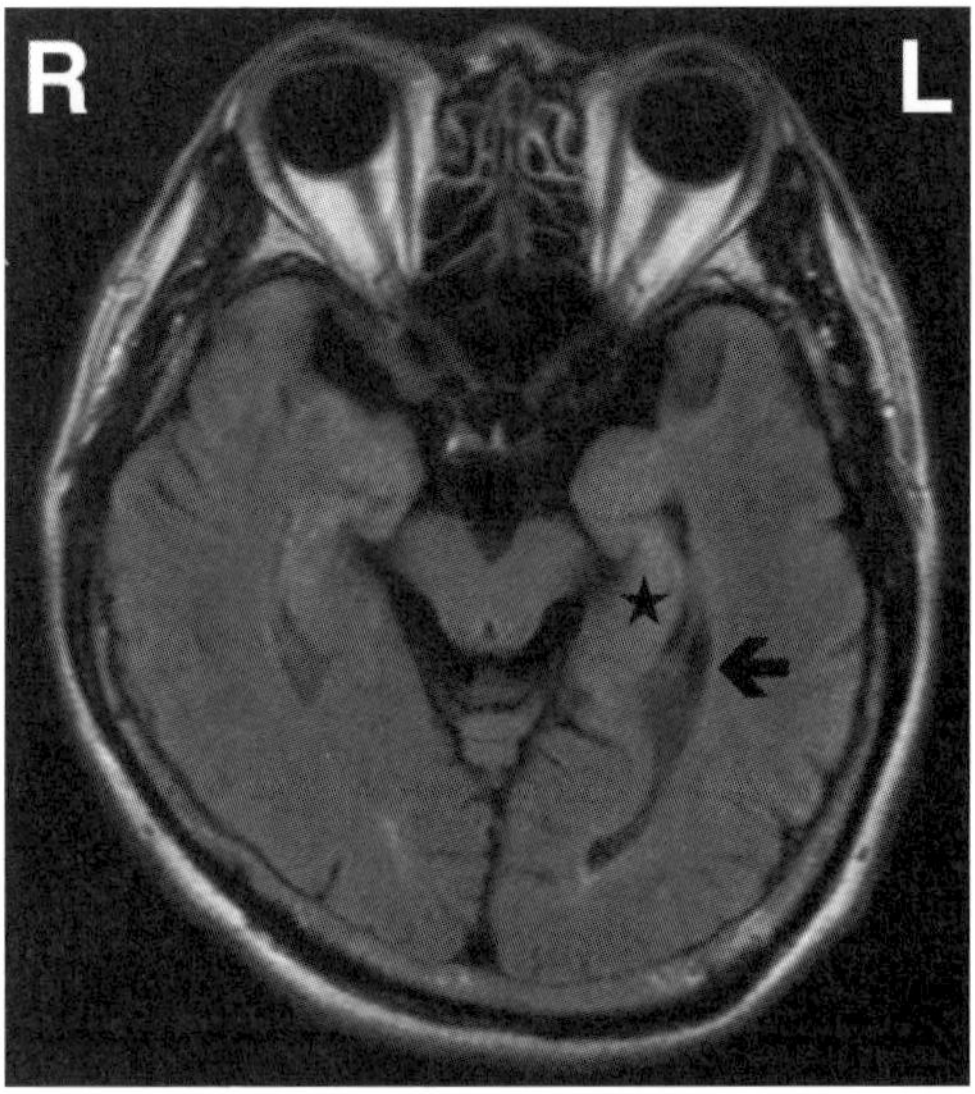

ＰＥＴはブドウ糖の脳内分布を見るＦＤＧ－ＰＥＴを行いました。その結果はカラー写真に示すとおりです。

ブドウ糖の消費量は赤い部分が最大で、黄色、緑色の順で続きます。比較のための30代の女性は大脳の表面が真っ赤で、ブドウ糖がたくさん大脳皮質に行っていることがわかります。

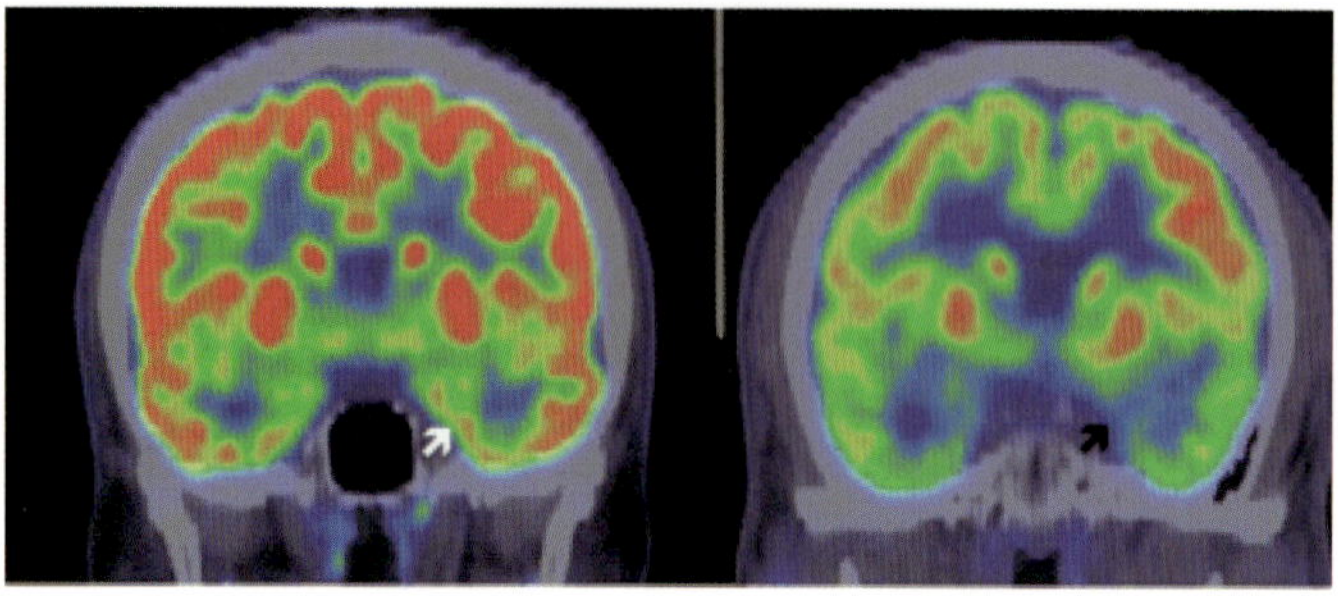

30代女性（主婦）　　50代男性（社長）

真ん中下方の黒い四角は咽頭を示します。その両脇にある海馬も薄く、細い赤色（白矢印）にみえます。海馬は安静時（つまり、PETの検査時）には発火が少ない所なので赤色の帯は薄いですが、これが正常です。

しかし、この社長はどうでしょうか？

大脳表面の赤味は全体的に薄く、細く、海馬には全く赤味がなく、全体的に緑色（黒矢印）です。MRIの所見に一致して、微妙な左右差がみられます。30代女性との差異は歴然としています。これは、社長の海馬にある神経細胞の数が減少しているために、消費されるブドウ糖の量が少ないことを意味しています。これらのことから判断すると、この社長は何年か後にはアルツハイマー病になる可能性が高いと考え、私なりの予防的治療を始めています。具体的には、次章の記載内容を出来る限り実行しています。

このように超早期にたまたま発見される患者さんはきわめて例外的で、異常を感じて専門医に行く方の多くは、すでに病状が進行しており治療効果が期待できない方です。この社長のように、もの忘れの早い時期に、それを気にして専門医を受診される方は少ないのです。

つまり、世間にはあまりにもたくさんの潜在患者がいるために、何が正常で、何が異常なのかを的確に判断できないという状況です。しかも、病状が完成し、介護を要する方が多過ぎるため、国としても早期発見と早期治療が良いことは十分わかっているが、財政的にはとても対処できない状態なのです。だからこそ、ひとりひとりが正しい知識を持って、自分の海馬を守り、アルツハイマー病にならないように日頃からコツコツと努力する必要があるのです。

6 超早期のアルツハイマー病

それでは、超早期のアルツハイマー病を疑う、もう一人の患者さんを紹介します。

この方は50歳代前半の男性で、看護専門学校の講師です。1年ほど前から、授業がうまくできないと感じるようになりました。

生徒の名前は覚えられるし、8桁の数字も難なく覚えられるのに、上司との約束を覚えていることができません。校長先生から、今年の卒業生の国家試験の合格率が悪かったので、国家試験の既出問題を意識した良い問題を卒業試験に出すように指示されたのに、問題を作ることが、まったく出来ません。それどころか教務係からは生徒の出席をきちんと取るように指示されていたのに、出席簿を記録していなかったことが露見しました。同僚には、

「あの先生はどうも、2つの用事を言いつけられると、1つしかこなせずもう1つはすっかり忘れてしまう。これまでのような仕事ができず当てにできな

い。こっちの方に余分の仕事が回されてくるので迷惑だ！」

と酷評され、校長からは
「どうして、まともに仕事ができなくなったのか」

と叱られる有様です。

奥さまに付き添われ、自信なさそうに私の外来に来られました。

油ものが大好きで、ほぼ毎日サラダ油で調理した天ぷらとかフライ、コロッケ、野菜炒め、焼きそばなどを食べているとのことです。もちろん、直ちにサラダ油やファーストフードを止めるように指導しました。

私は、校長先生に叱られたのが原因でうつ状態になっているのではないかと直感的に疑い、まず、うつの検査をしました。しかし、全く正常で、睡眠も良好であり、うつの可能性はなさそうです。

そこで、「海馬テスト」を行いました。

その結果、総合点は49点で50歳代のほぼ平均値です。即時記憶も遅延記憶も同年代の平均値を上回っています。

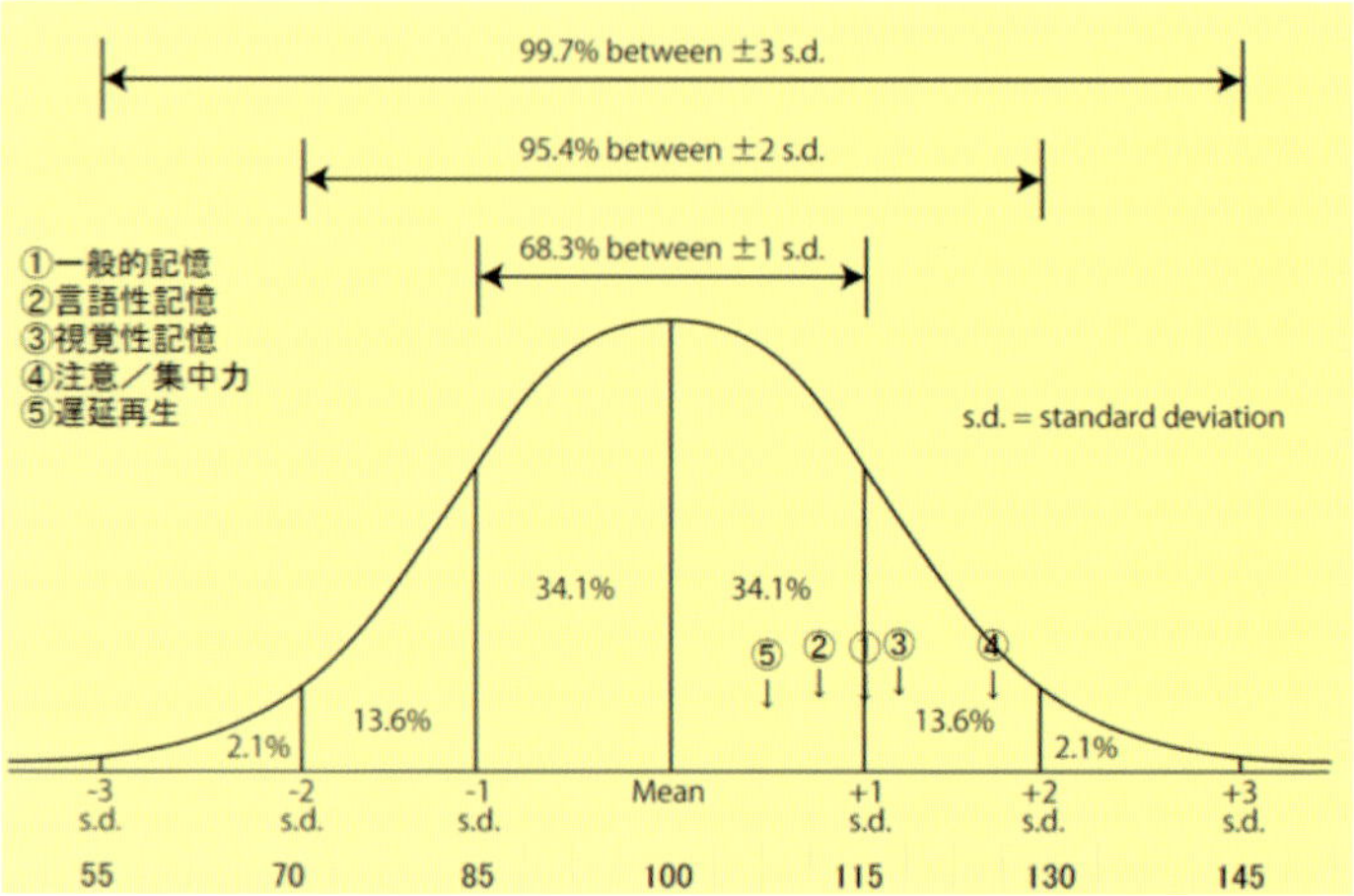

ただ、一つ気になったのは、符号を数字に変換するスピードが異常に遅く、その部分の得点は正常者の平均値が50点のところ、35点しかないのです。つまり、初めて見る記号を簡単な規則に従って数字に変換すると言う単純作業ができないのです。注意力や集中力が低下していると考えられます。そこで、念のためウエクスラー記憶検査という、たっぷり1時間はかかる神経心理テストも施行してみました。

この神経心理テストは記憶力を調べる最も詳しい検査法ですが、この方の記憶力や集中力（図中の④）は図のごとく人並み以上で、むしろ同年代の上位グループに属します。日本中の専門医でこの方が超早期のアルツハイマー病ではないかと疑う医師は、おそらく私以外にはいないと思います。

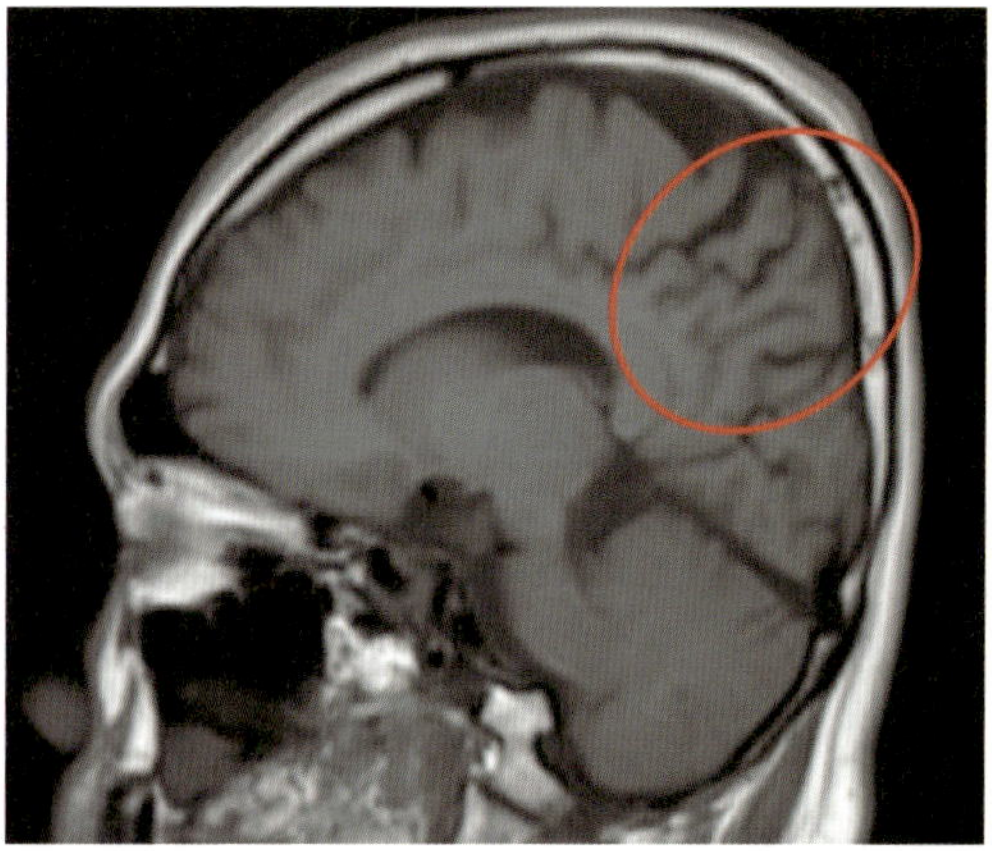

記憶力は正常なので、もしかすると海馬に異常があるのではなく、外部情報、ことに視覚系の入力に関与する頭頂葉の楔前部の異常ではないかと私は考え、次にＭＲＩを撮影してみました。その結果、海馬の萎縮はみられない代わりに、楔前部の脳が局所的にわずかながら萎縮している（モノクロ画像の赤丸）ことに気付きました。こうなると、ＰＥＴによる精密検査は必須です。

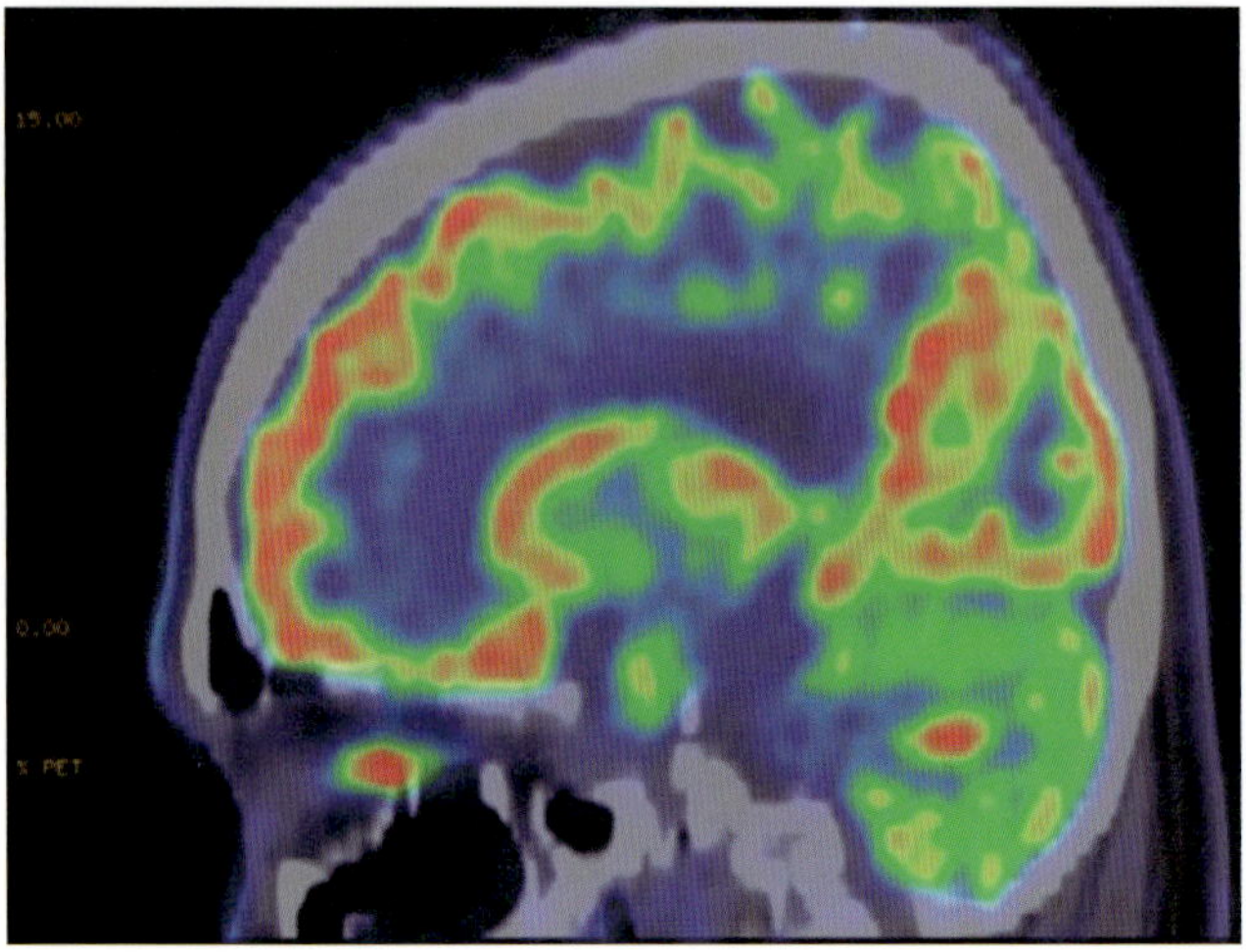

　早速、ＰＥＴによってブドウ糖の代謝を調べたところ、あっと驚きました。

　この楔《けつ》前部というのは脳が使うブドウ糖の35％も消費している、言わば脳の最も重要な部分です。図形や人の顔、地図、写真など目で見た視覚情報のみならず、単語や文章などの聴覚情報および体や手足で感じた温度や立体感など、外部からの情報すべてがこの楔《けつ》前部に入ってきます。

　ＰＥＴの画像を見て下さい。この方の前頭葉は赤く発火しています。

しかし、MRIの赤丸に相当する楔前部は、本来は前頭葉以上に真っ赤に見えるべきなのに、ほとんどが緑色で一部のみ黄色です。

これは、アルツハイマー病の超早期にみられる特徴の1つです。

この方は、サラダ油の過剰摂取によって脳動脈硬化が進み、楔前部の血流が局所的に低下した為にブドウ糖が利用できなくなり、外部情報の入力がうまくできなくなったのです。

「2つの仕事が同時にこなせない」「符号を見てそれを数字に変換するスピードが異常に遅い」という症状は、楔前部の異常によるものだったのです。しかし、発症の半年目という超早期に診断がついたので、この方は早期治療により半年程度で普通の仕事に戻ることが出来、60歳の定年を全うする可能性も高くなりました。

〈アミロイドβの沈着〉

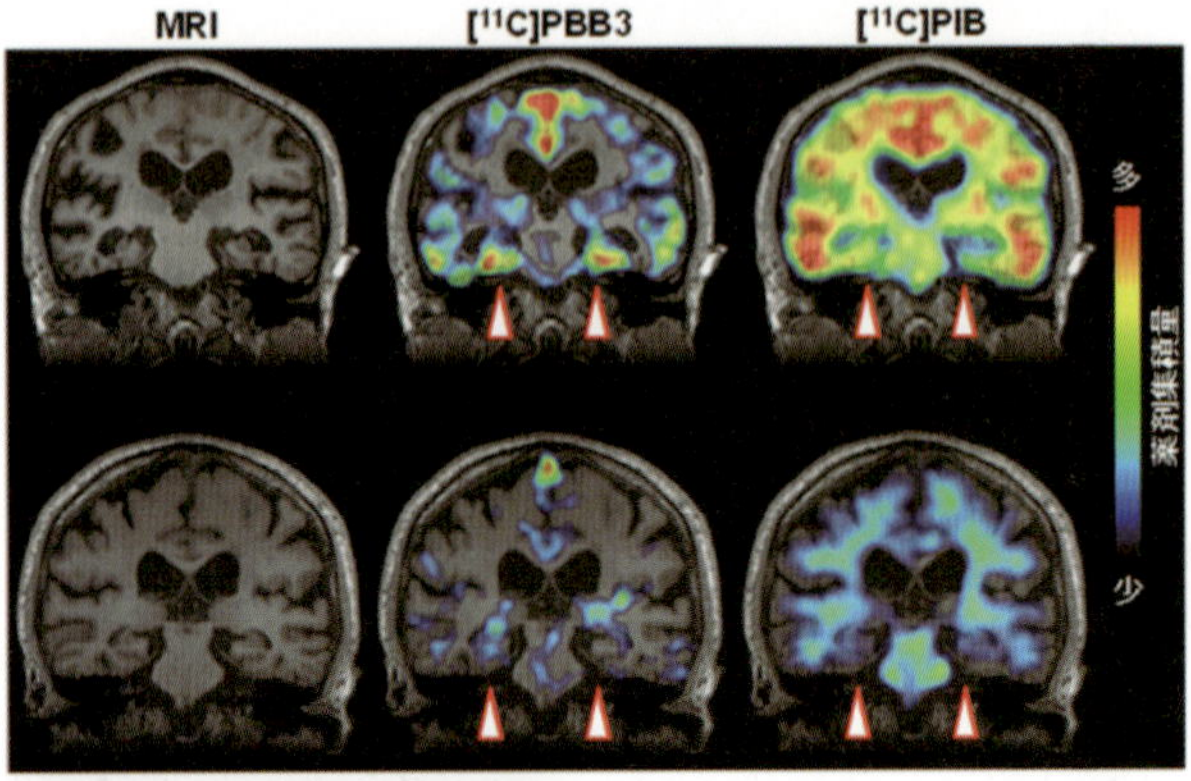

アルツハイマー病患者（上）

正常高齢者（下）

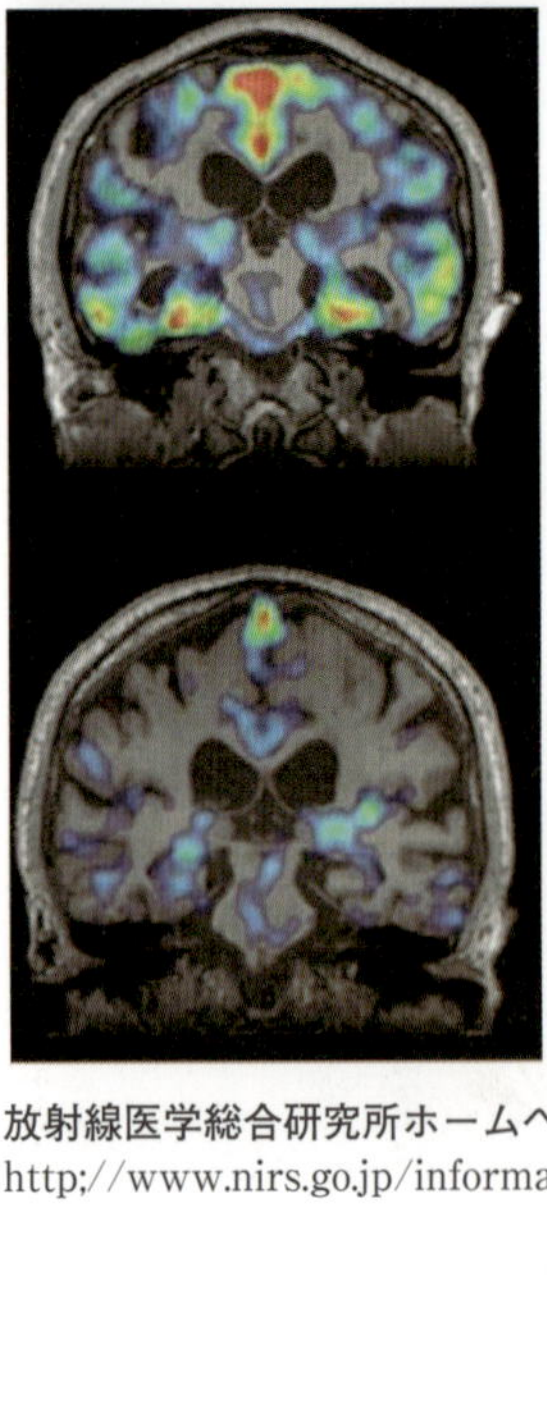

アルツハイマー病患者

アルツハイマー型認知症患者の脳に集積したタウたんぱく質の様子（上）。

正常高齢者

健常者の脳（下）に比べて集積領域が広がっている。

放射線医学総合研究所ホームページより引用
http;//www.nirs.go.jp/information/press/2013/09-19.s

赤い部分はぶどう糖が分布している

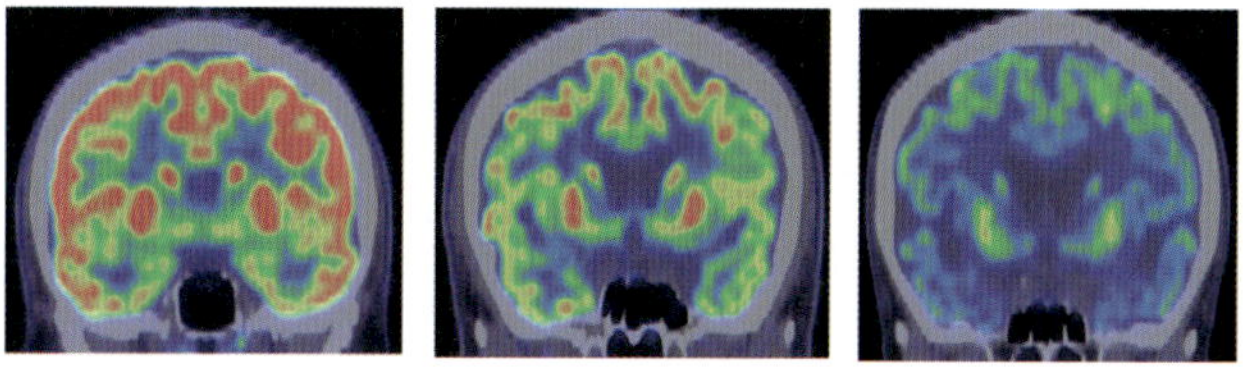

正常例 （30代、女性）	もの忘れ(MCI)患者 （50代、男性）	アルツハイマー病 （60代、女性）

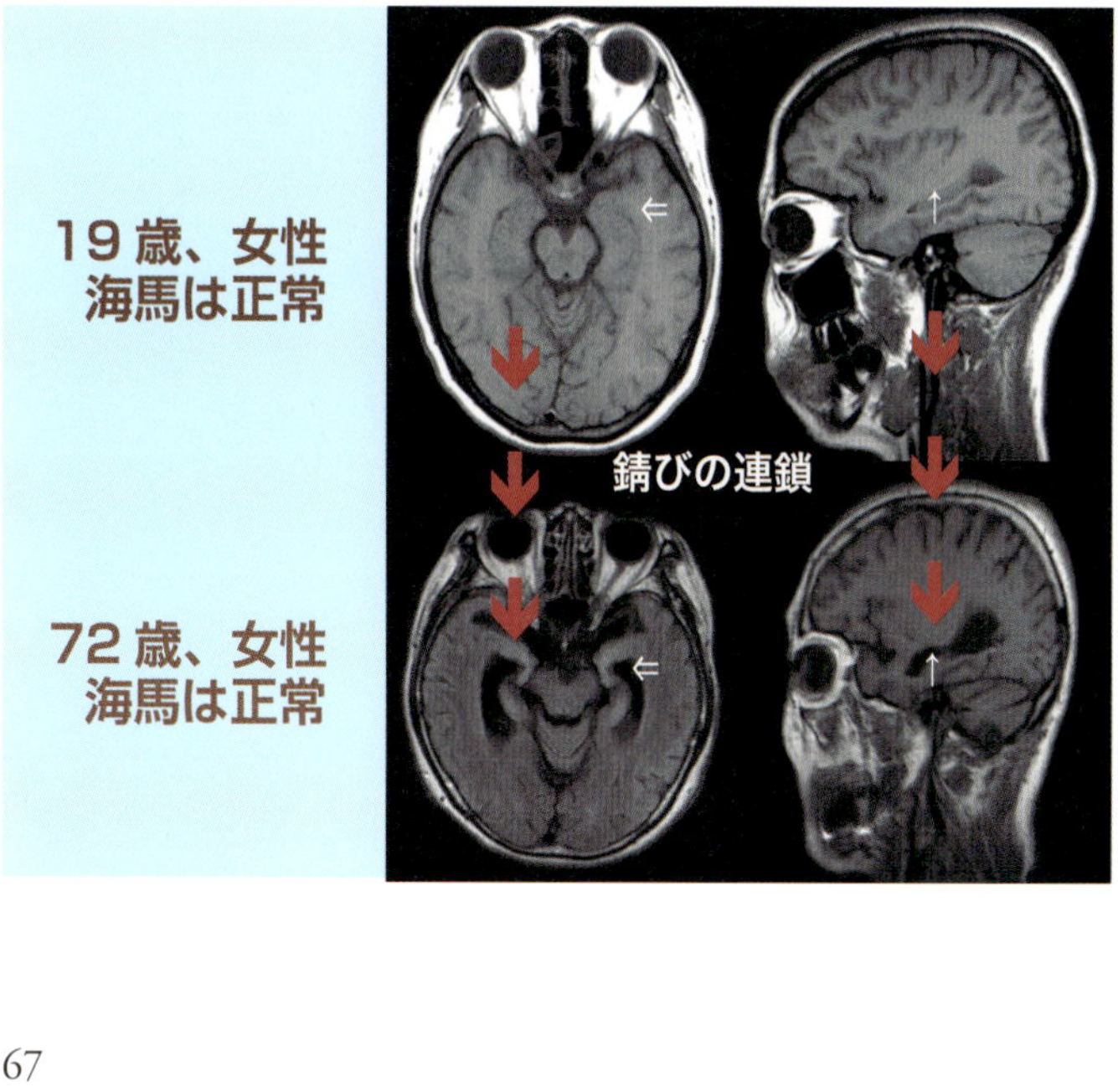

第3章 アルツハイマー病の治療

1 市販の治療薬

現在、国内で使用されているアルツハイマー薬は4種類ほどありますが、うち3種類は対症療法の薬で、もう1つは神経変性を遅らせようとする薬です。アルツハイマー病では、アセチルコリンとグルタミン酸という2つの神経伝達物質の異常が指摘されています。アセチルコリンの脳内濃度は低下しているのでその補給が必要なわけです。そこで、アセチルコリンを分解してしまうコリンエステラーゼという酵素を抑えれば、シナプス局所の濃度が一時的に上昇して症状改善が期待できるというのが一つの治療方針です。

一方、グルタミン酸の方は逆に過度の濃度上昇があり、グルタミン酸の過剰

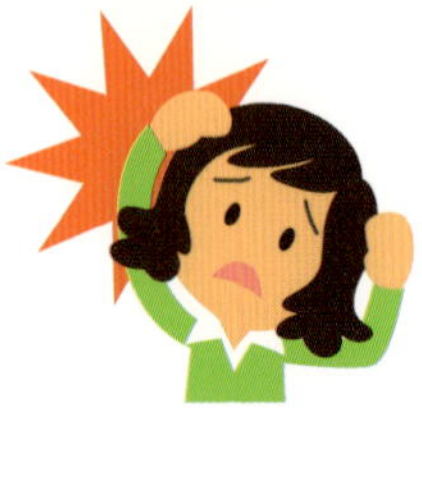

な分泌が神経変性の原因となっているので、グルタミン酸受容体から必要以上に流入するカルシウムイオンを抑えることで症状改善をはかろうとするのが、もう一つの治療方針です。

前者には飲み薬と貼り薬の療法があって使いやすいのですが、問題は足りなくなったものを補給するというのはあくまでも一時しのぎの対症療法なので、初期のアルツハイマー患者にしか効果がみられないことと、その効果も現実的には長続きはしないことです。

後者は前者との併用も可能であり、上乗せ効果を期待するものです。

いずれにしても、この病気に関してはその根本原因がわかっていなかったので、現時点では原因を根本的に解決する「根治薬」が存在しないのが最大のネックです。

アルツハイマー病には根治薬がない！

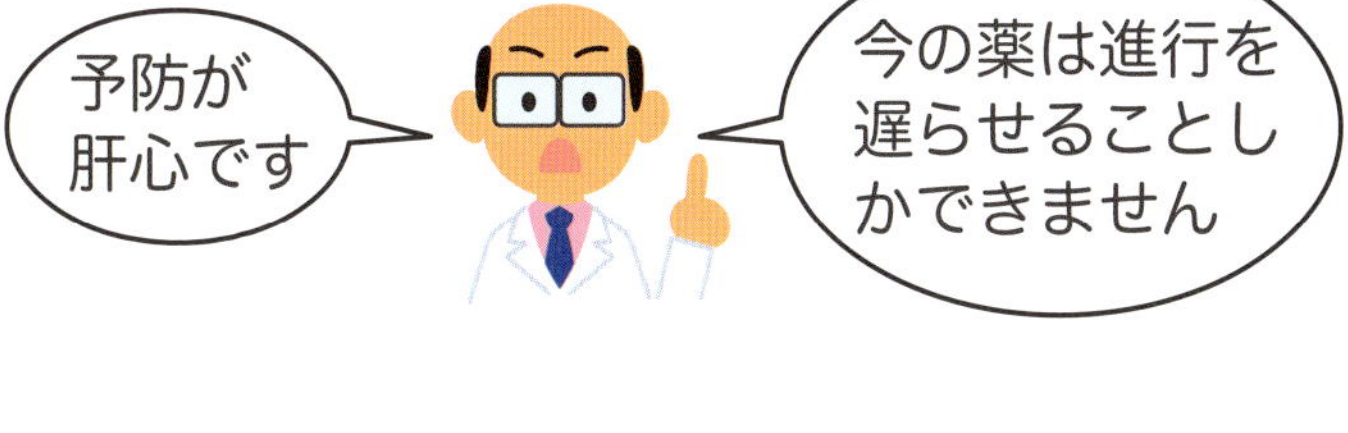
予防が
肝心です
今の薬は進行を
遅らせることし
かできません

脳血流の低下や異常蛋白の蓄積で弱った神経細胞にむち打っても、結局、これらの神経細胞は死に向かって突き進んでいきます。つまり足りないものを追加しても、その効果は所詮一時的であり、早晩、神経細胞が死んでしまうので病気の進行そのものを止めることはできません。

アルツハイマー病の進行を止めるには、変性した熱ショック蛋白を元に戻すことで、神経細胞内の再生工場であるリソソームの破裂を少なくし神経細胞が死なないようにするしかないと私は考えています。これしか根治療法はない。さもなければ日頃から抗酸化剤を服用し、熱ショック蛋白の酸化損傷が起きないように予防するしかないでしょう。

むやみに危険なサラダ油ばかり摂って、体内に神経毒のヒドロキシノネナールが出来やすい状態にしておいたのでは、効果は半減です。火の手を消すには、燃えるものを除去した上で放水を行うのが最も効果的であるのは言うまでもありません。

2 熱ショック蛋白70の活性化剤が理想的

熱ショック蛋白のダメージが神経細胞の生死に重大な影響を与えるのであれば、日頃から熱ショック蛋白を活性化し神経細胞死を未然に防ぐことで、アルツハイマー病の発症を予防できるはずです。これは単純な発想ですが、既存の薬や健康食品を使ってもある程度可能でしょう。

たとえば、エーザイ製薬が１９８４年に発売を開始したセルベックスという1カプセル（包み）が10円～20円程度の病院用の胃薬があります。30年も前に開発されたもので目新しさには欠けるのですが、それだけに毎日３回のんでも50円未満のお安いものです。

セル（細胞）をベックス（刺激する）というのが命名の由来ですが、二つの興味深い効能があるのです。まず、それ自体が抗酸化作用を持っています。しかし、もう一つの薬効が俄然面白いのです。世界中にたくさんの薬がありますが、熱ショック蛋白を増やす効果があるのはこれだけだと思います。しかも、発売後30年もたっているので、副作用がないことは確認済みの事実です。

身体のなかで一番多くのストレスに曝されている場所がどこかご存知ですか？

それは、胃です。胃酸や食べもの、香辛料、コーヒー、毒物、薬、アルコール、細菌、重金属など多種多様なストレスに曝されるので、胃壁を守っている粘膜上皮細胞は部分的ながら、時々死んでしまいます。これが胃潰瘍です。

セルベックスに胃潰瘍の改善効果がある理由の一つは、セルベックスが熱ショック蛋白遺伝子を刺激して、それを量産させることです。セルベックスの服用により熱ショック蛋白の血中濃度が高まるために、胃粘膜上皮細胞が生き返り、胃潰瘍が治るのです（文献：Hirakawa ら、Gastroenterology 111:345-357, 1996）。

日頃からこの胃薬をのんでいれば脳内の熱ショック蛋白も多くなるので、神経細胞を守ることができ、アルツハイマー病も予防できるという可能性もあるはずです。

この可能性をアルツハイマー病のマウスモデルで実証したのが慶応義塾大学薬学部の水島徹教授の研究グループで、その結論は単純明快です。

ヒトのアルツハイマー遺伝子を脳内に発現させたマウスは、アミロイドβを蓄積し、場所に関する記憶力が低下します。しかし、このマウスにセルベックスを飲ませると、アミロイドβの沈着が減少するのみならず、なんと、記憶力が普通のマウス並みに改善するというのです。胃薬にアルツハイマー病を治す潜在的な力があることを予測した、独創性の高い研究であると思います。

ただ、ネズミに対しては相当量のセルベックスを飲ませているので、これがそのままヒトにも当てはまるという保障はありませんが、試してみる価値は十二分にあるでしょう。

たとえば、人口構成が良く似た町を２つ選び、１つの町の住人にはセルベックスを年単位で服用してもらい、もう１つの町の住人には違う胃薬を服用してもらう。これによって、アルツハイマー病の発症率に有意差が出るか否かを疫学調査すれば良いだけです。おそらく、5年程度で結論が出るでしょう。

あるいは、そんな正式な調査を待たずとも、たかが胃薬です。これと言った副作用もないし、値段も安い。両親が認知症になっており、自分の老後に自信を持てない方は駄目もとで飲み始めるのも1つの方法であると確信します。

「セルベックス」と主成分が同じで、別の消化酵素であるリパーゼなどもミックスした胃薬が「セルベール」という名前で市販されています。こちらにも同様な効果が期待できるでしょう。

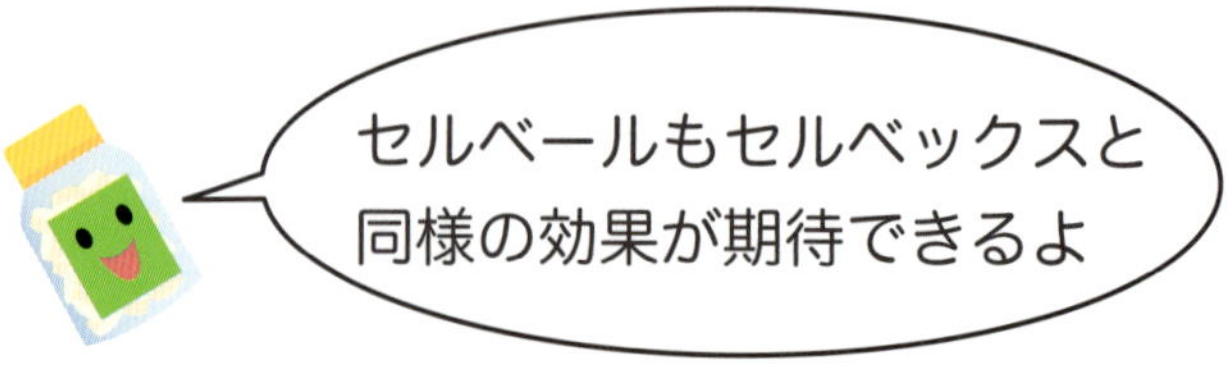

3 熱ショック蛋白70を産生させる生薬

水島教授の研究グループの発想は、独創的であるのみならず、科学的な裏付けがしっかりしています。高い研究開発費をかけなくとも、セルベックスのように熱ショック蛋白を体内に増やす作用がある漢方薬や健康食品を見つけることができるなら、それらはアルツハイマー病の治療薬として転用できると言えるでしょう。たとえば、黒酵母由来のβ‐（ベーター）グルカンは健康食品として愛用されていますが、これにも熱ショック蛋白を増やす効果があると発表されています。

β‐グルカンは一言で言えば、ブドウ糖が固まってできた多糖類で、食物繊維の一種です。そのものは無味無臭で、色も透明です。β‐グルカンは、自然界ではアガリクスやシイタケなどのキノコ類、セルロース、酵母などの微生物培養液、紅藻などの海藻類に多く含まれています。パン酵母やビール酵母からも抽出できますが、免疫力のアップや抗癌作用などがあるので、健康食品として愛用されています。

黒酵母は、約30年前にさとうきびから発見されたもので、食品としてきわめて安全なものです。黒酵母の発酵培養液には高濃度のβ-グルカンが含まれていますが、念のために菌体を取り除き、精製処理し、健康ドリンクとして市販されています。

皮膚のシワやシミを防ぐ効果をねらった「ドモホルンリンクル」という美白化粧品が売られています。熱ショック蛋白を増加させる天然原料のヤバツイ(野馬追)やアルニカを配合しているのが、この化粧品のみそです。熱ショック蛋白を過剰発現した培養皮膚細胞や過剰発現マウスを用いた実験で、熱ショック蛋白が紫外線による皮膚傷害を抑制したので、熱ショック蛋白増加作用のある生薬を基礎化粧品に配合したそうです。

サワヒヨドリは9月から10月にかけて湿地に生えるキク科の多年草で、白色と葉淡紅紫色が混じった、管状のきれいな花を咲かせます。サワヒヨドリの草を水洗い後、日干ししたものがヤバツイで、中国で古くから抗炎症作用や解毒解熱作用がある生薬として使われていました。我が国でもヤバツイ10～20gを水で煎じて１日に３回服用すると、気管支炎や高血圧症に効果があるとされています。

アルニカもキク科の多年草で、日本では栽培していませんが、アルプスの牧場にはよくみられます。ヨーロッパでは古くから民間薬であり、花と根が万能薬として用いられてきました。経口投与で心臓機能を高めるので狭心症の治療に用い、炎症を抑える塗り薬としても昔から使われていたそうです。

こうして見ると、既存のものに熱ショック蛋白を増やす効果のあるものが、いくつか有りそうです。

「全く副作用がない胃薬やサプリにアルツハイマー病の予防効果があるかも？」

と想像するだけでも、なんだか気持ちが軽くなってきます。

第4章　アルツハイマー病を予防するには

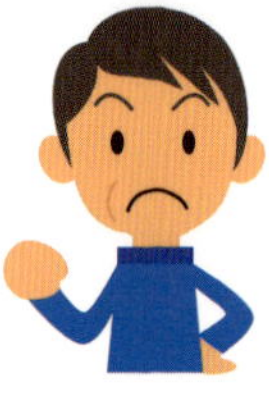

1　肥満を避ける

メタボリック・シンドローム（単にメタボとも言う）とは、内臓脂肪型肥満（腹部肥満）・高血圧・高脂血症・高血糖のうち2つ以上を合併した状態を指します。これら4つは「死の4重奏」とも言われていますので、まずは生活習慣病を絶つことです。

毎日の食事で余分に摂った炭水化物や油脂は、肝臓で中性脂肪に変換されますが、肥満とはこの中性脂肪が皮下や内蔵周囲に過剰に蓄積した状態です。脂肪組織に蓄えきれない中世脂肪は、脂肪酸（遊離脂肪酸）に分解されて血中に放出されます。

この遊離脂肪酸は、適量であれば心臓や骨格筋のエネルギー源として利用されますが、多過ぎると細胞そのものを破壊してしまいます。ことにマーガリンやマヨネーズ、ショートニングに多く含まれているトランス脂肪酸が危険です。

脳はトランス脂肪酸のダメージを受けやすいのです。

また、肉の主成分である飽和脂肪酸が細胞内でエネルギーに変換される際は、特に活性酸素が多く出ます。その結果、ブドウ糖を有効に使い、血糖値を下げる効果があるインスリンを分泌する膵臓は変性を繰り返し、次第に機能不全となってゆきます。

つまり、遊離脂肪酸は量が多すぎると糖尿病をはじめ、心肥大や肝機能障害などをひき起こすのです。

適度の脂肪であれば、エネルギーを備蓄し内蔵を物理的に守るという効果を期待できますが、お腹周りを中心に脂肪が付いたリンゴ型肥満は、内臓脂肪が異常に多いことを示し、高血圧や高脂血症、糖尿病を合併しやすくなります。ウエストの周囲径が男性で85㎝以上、女性で90㎝以上になったら要注意です。

高血圧とは、収縮期血圧が140㎜Hg以上または拡張期血圧が90㎜Hg以上ある状態のことです。これを少し超える程度であれば、体重を落とし、減塩を徹底すれば自然に軽快してきます。

しかし収縮期血圧が160㎜Hg以上または拡張期血圧が100㎜Hg以上になった場合は降圧剤の投与が必要になってきます。

高脂血症とは、総コレステロール値が高い（220㎎／dl以上）

目に見える油と、見えない油

◉見える油：料理に使う油

大豆油　コーン油
紅花油
マーガリン
マヨネーズ
ショートニング
⇒大部分がサラダ油
成分は多価不飽和脂肪酸

ボケとウツの原因物質

ヒドロキシノネナールを増やす

◉見えない油：加工食品

インスタントラーメン
ポテトチップス
フライドチキン
ケーキ　ドーナツ
アイスクリーム
⇒大部分がパーム油
成分は飽和脂肪酸

肥満と高脂血症、動脈硬化

悪玉コレステロールや中性脂肪を増やす

か、悪玉コレステロール（低比重リポタンパク、ＬＤＬ）が高い（１４０mg／dl以上）か、中性脂肪が高い（１５０mg／dl以上）状態のいずれかを指します。食べ過ぎ、飲み過ぎ、運動不足が原因であることは申すまでもありません。

コレステロールは、ホルモンや細胞膜の材料になり、中性脂肪はエネルギー源として働いていますが、多過ぎると、内蔵周囲や皮下に脂肪塊となって沈着します。

健康な人の空腹時血糖値は、おおよそ８０〜１００mg／dl程度であり、食後は若干高い値を示します。高血糖とは空腹時血糖が１１０mg／以上のことです。肥満と高血圧・高脂血症・高血糖は、いずれも度を超すと動脈硬化の原因となります。

中高年期にメタボリック・シンドロームであった人は、30〜40年後にアルツハイマー病を発症しやすいのですが、メタボリック・シンドロームの人は動脈硬化をきたしやすいからだろう、と私は考えています。動脈硬化による血流の低下が心臓に起こると狭心症、膵臓だと糖尿病、脳の場合はアルツハイマー病であると理解すればわかりやすいでしょう。

動脈硬化は加齢と共に万人に起きる現象で、これを完全に回避することはできません。しかし、生活習慣病があるかないか、またその程度によって、動脈硬化の重症度は千差万別です。

アルツハイマー病も老化に伴って起きる生活習慣病であると言えます。

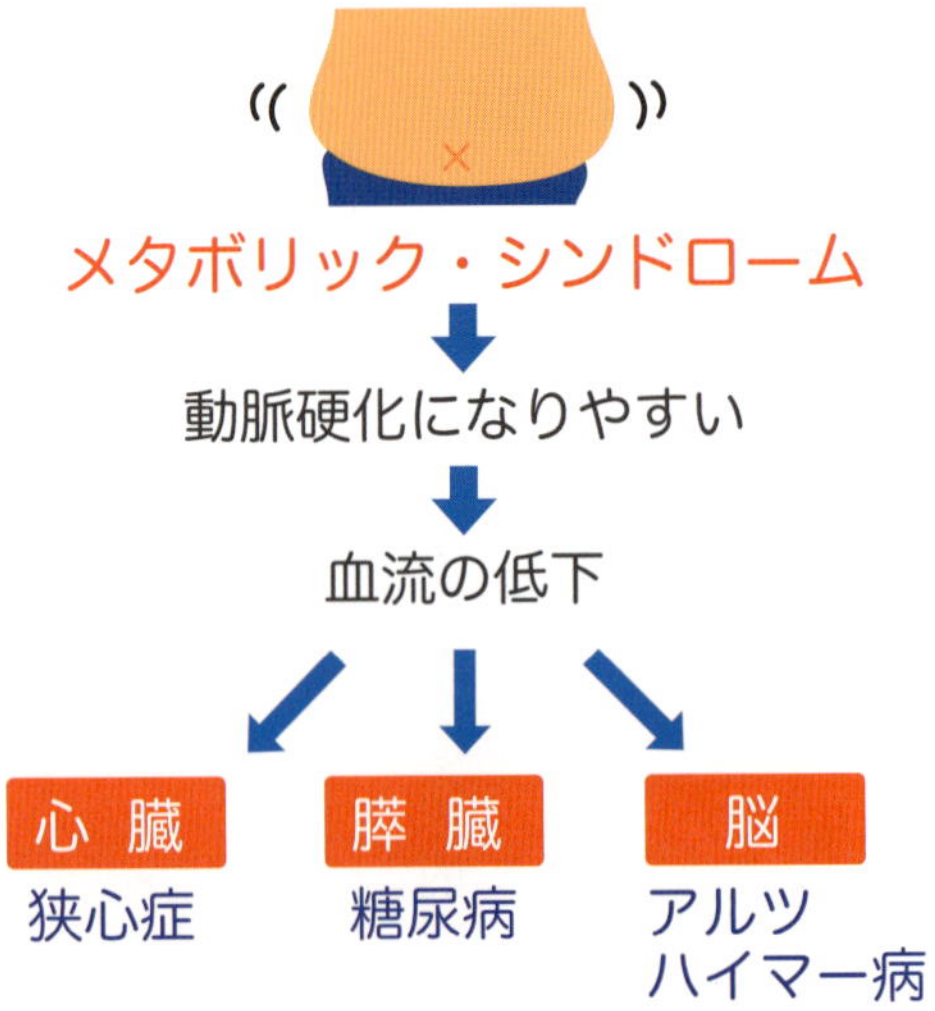

55歳以上のアメリカ人は、癌や心臓病、脳卒中よりもアルツハイマー病を怖がっているというアンケート結果さえあります。なぜなら、85歳以上のアメリカ人の約半分がアルツハイマー病にかかっているからです。

40歳代で発症する家族性アルツハイマー病は、アミロイドβや異常なタウ蛋白質を量産する遺伝子異常が背景にあります。しかし、これはごく一部（全体の2.5％）であり、それよりも何らかの生活習慣病を持っていてそのために動脈硬化が進んで、60歳を過ぎてからアルツハイマー病を発症する人が圧倒的多数を占めます。

2 どうしたら太らないか？

基本的に痩せるためには、食べ過ぎず、適度の運動を続けることが不可欠です。しかし、口で言うのはたやすいが現実的にはむずかしいですよね。

目標とするのは、20歳代の体重プラス10kg以内です。理想的にはプラス5kg

です。20歳代に比べて、20kgも30kgも体重が増えているというのは論外で、早急に対策を考える必要があります。

万人に共通した良い方法はないと思うので、ここでは私なりの工夫を紹介してみたいと思います。

まず、毎朝、裸で体重計に乗る習慣をつけることです。

毎日、体重計に乗っていると、体重がどんな時に増えるか、どんな時に減っているかがわかります。週末の外食のせいで月曜日には必ず太っているし、宴会の翌朝も必ず太っています。寿司屋に行った翌日も体重が増えていることが多い。ちなみに、私は日曜日に釣りに行くのが趣味ですが、ボートに乗って日本海に出ると、チョコレートやせんべい、ピーナツなどをつまみに缶ビールを5～6本あっという間に空けてしまいます。その結果、月曜朝の体重は2キロ近くも増えています。

逆に、体重が減っているのは、下痢気味の時や長風呂に入った時、めずらしく力仕事で汗を流した時などです。しかし、力仕事で汗を流した後はビールがたまらなくおいしいので、飲み過ぎると、結局カロリーの出入りはプラスマイナス0となってしまいます。

2～3ヶ月間体重計に乗っていると、前の晩に白米を食べ過ぎた時は太っているとか、昼に脂っこいものを食べた時は太っているとか、牛乳をたくさん飲んだ翌日は太っているとか、自分なりに、規則性が見いだせるはずです。

今までの経験を活かして、過去に自分の体重が増えた食べ物はできるだけ避けるようにしています。たとえば、寿司屋に行って、最初から握りや海苔巻きばかり食べていては、白米の摂取量が多くなってしまいます。そこで、握りを食べる前には、お造りや卵焼きを食べることで、胃の中に物理的に白米が入るスペースを少なくするようにしています。

ポイントは毎日体重計に乗ることで、食事内容にしっかりメリハリをつけ、何とか太らないように工夫しているのが、私の健康法です。

3 腹八分は長生き

次に心がけるのは少食で、腹ぺこに慣れることです。私の場合は夜は赤ワインを呑みながら、妻の手料理をしっかり食べたいので、朝と昼は皆がびっくりするほど少なくしています。

朝は薄いトースト1枚とゆで卵1個、フルーツ1切れ、それにコーヒーか紅茶を1杯。

昼は100円のパン1個か、おにぎり1個です。カロリーで言えば、200キロカロリー程度で、1時間から1時間半ほど歩けるくらいのエネルギーです。これで、朝の7時から夕方7時まで、診察室か研究室で仕事をしていますが、坐りっぱなしなのでエネルギー的には多分充分なはずです。

当然、午前11時頃や、午後4～5時頃には飢餓状態となってきます。慣れない間は、声が枯れたようにか細くなり、からだに力が入らなくなってきたり、めまいを感じることもありました。しかし、半年ぐらい続けると、飢餓状態にあることに少しずつ慣れてきました。飢餓状態になると、砂糖小さじ１杯を入れた紅茶かコーヒーを飲み、足の屈伸運動を20～30回します。これで血糖値が少しは上がるはずなので、何とかからだをごまかすのです。たまたまお昼に定食などを普通に食べると、急に眠くなって午後のデスクワークがはかどらなくなり、からだが空腹状態に慣れてきていることが実感できました。

力仕事の多い方や歩く距離が長い仕事の方には、この方法は当てはまらないかも知れませんが、ともあれ「空腹に慣れる」ことが太らないために絶対的に必要です。いったん太ってしまうと体重を落とすことは難しいので、太らないようにすることが鉄則です。

基本的に、砂糖がたっぷり入っているコーラや、缶コーヒーやジュースを飲むことはせず、缶飲料を飲むなら、ウーロン茶や緑茶など無糖、カロリーゼロのものにすべきです。もちろん、夜食や間食はしないよう

腹八分と、適度な運動を心がけましょう

に心がけています。
太らないためには、セルフコントロールするしかありません。

ネズミは平均で2年しか生きませんが、生まれた時からえさをお腹いっぱい食べさせると、寿命は1年半に縮みます。ところが、腹八分のえさで育てると、寿命は2年半に伸びます。ネズミの実験がそのままヒトに応用できる訳ではありませんが、ヒトで言えば、食事の量次第で、80年の寿命が60年にも１００年にもなるということです。

4 運動をする

毎日、イスに坐ってする仕事で、カロリー消費が極端に少ない場合は、自分で運動するしかありません。私は元来スポーツが苦手で、からだを動かすのが億劫でした。スポーツジムにも通ってみましたが、目的無くからだを動かすことに飽きてしまって、1年とは続きませんでした。そこで、50歳を過ぎた頃に始めたのが畑仕事でした。いい年になって、畑仕事を始めるとは予想もしませんでしたが、生来、貧乏性の私は収穫物というご褒美がある野菜作りにすっかりはまってしまったのです。

野菜作りは、適度な力仕事の連続です。まず、20キロの袋入りの苦土《くど》石灰や化学肥料の購入と運搬から始まります。そして、雑草を抜いて、畑を耕す。テニスコートくらいの広さの畑だと、これだけで半日はかかってしまいます。しかし、週末を利用してぼちぼちと進めます。次に、クワを持ってのウネ作りです。これも、結構な力仕事で、半日はかかります。

種まきや苗植えは楽ですが、その後、じょうろで水まきするのも、それなりの力仕事です。キュウリやカボチャ、トマト、茄子は、春先にウネごとに麻布で寒さよけを作るか、一本一本の苗に4隅を竹棒で支えたビニール袋をかぶせる必要があります。竹林から竹を切り出して来て、数十センチの長さに切って、ナタで4分割します。必要な数を揃えるのも一仕事であるし、それを木槌で叩いて、地面に固定するのにも力が必要です。

畑仕事をしていると指先の皮膚が荒れて固くなってくるのが良くわかりますが、患者さんの脈を診たり、首筋のコリを調べたりする時に不快感を与えないよう、軍手をつけて作業しています。ハンドクリームも欠かせません。

野菜が大きくなって来ると、支柱を作らないといけない。茄子やピーマンはたかだか1メートルちょっとの高さにしかなりませんが、キュウリやトマトは優に2メートルを超えます。そこで、2メートルくらいのポールを買ってきたり、細めの竹を切り出してきたりしますが、これも、しっかりとした畑仕事なんです。

トマトやキュウリが実ってくると、それを狙うカラス軍団がやってくるので、2メートル以上の高さに防鳥用の天井ネットを張る必要があります。一方、カボチャやスイカは狸やハクビシンに狙われるので、しっかりとした侵入防止ネットを畑の周囲にフェンスのように巻く必要があります。

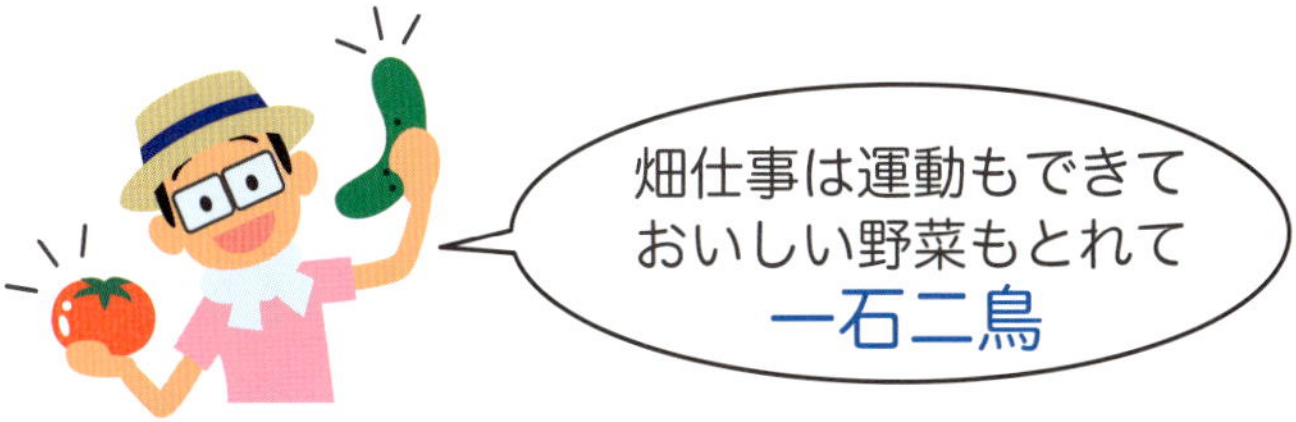
畑仕事は運動もできて
おいしい野菜もとれて
一石二鳥

夏が過ぎると、今度は枯れたトマトやキュウリの株を引っこ抜いて、一輪車に乗せて捨てに行きます。サツマイモやカボチャの葉っぱはとっても大きく、茎も根もしっかり伸びているので、大変な分量となります。そして、再び畑を耕し、肥料を撒き、大根やカブラ、白菜、タマネギ、ネギなどを植えます。

わずか２〜３ミリの種が２ヶ月で30〜40センチの大根となるので、いつもびっくりします。この１００本以上の大根を引っこ抜いて来て、洗って、たわしでこすって、３週間ほど物干竿にぶら下げて干しておく。これを全部自分でやります。面倒は面倒ですが、なぜか、からだを動かすことが快感なのです。ただし、これを米ぬかに漬けて、たくあんにすることは妻がしてくれています——。

つまり、春先から晩秋まで、畑仕事は休むことがないのです。しかし、作物が1週ごとに成長してゆくのを見るのは、とっても楽しいものです。

自然条件次第で、たいてい何かが失敗して、何かが成功する。

でも自分で作ったじゃがいもをふかしバターを付けてビールを飲んだ瞬間。

畑で完熟した真っ赤なトマトをサラダにしてほおばった瞬間。

新鮮そのもののキュウリが漬け物や酢の物となって食卓に現れた瞬間。

すべての苦労が報われます。だから、私のようなぐうたらでも野菜作りは十年以上も続いているのです。

波が低くて、風が弱い時は日本海の釣り。

海が荒れていて出られない時は畑作り。

こうやって、私は春から秋までメリハリをつけて一定量の運動量を維持し、なんとか太らないでいます。さいわい、中性脂肪やコレステロール、血糖値も高くはありません。

人によっては、ゴルフ、ランニング、サイクリング、ダンス、愛犬と散歩をする、といったふうに何でも良いのです。ともかく、日曜日の朝からテレビばかり見ているとか、読書しているとか、パチンコをしているとか、からだを動かさない趣味は少なめにした方が良いと思います。

デスクワークが長い方にぜひお勧めしたい運動法があります。それは、イスに座りながら歩くことです。背もたれから上体をはずします、そして、足先が床から10センチほど上がるように左右の足を交互に上げてみて下さい。そして、競歩をしている時のように上肢を前後に思い切り振ってみて下さい。もし一人部屋なら「いちぃ、にぃ。いちぃ、にぃ」と声も出してみて下さい。

これを10分やれば、結構疲れるはずです。空腹の時にやってみると、空腹感が少なくなるのに気付くことでしょう。

デスクワーク中のお勧め運動法

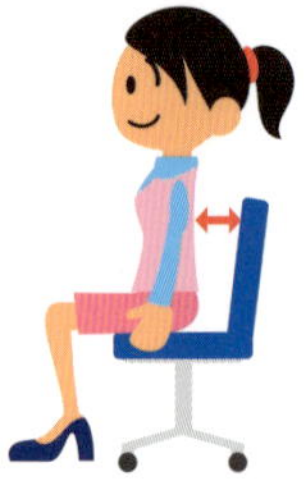

背もたれから上体を離す

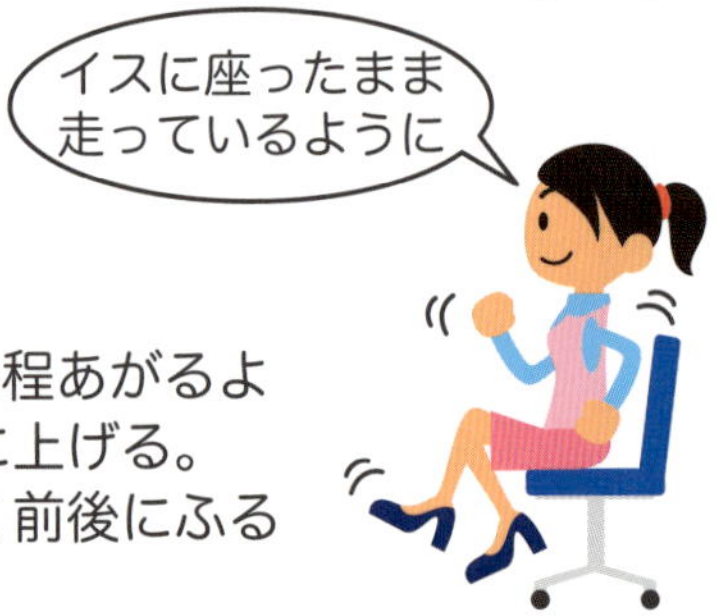

イスに座ったまま
走っているように

足は床から 10 ㎝程あがるように左右を交互に上げる。
腕はバランス良く前後にふる

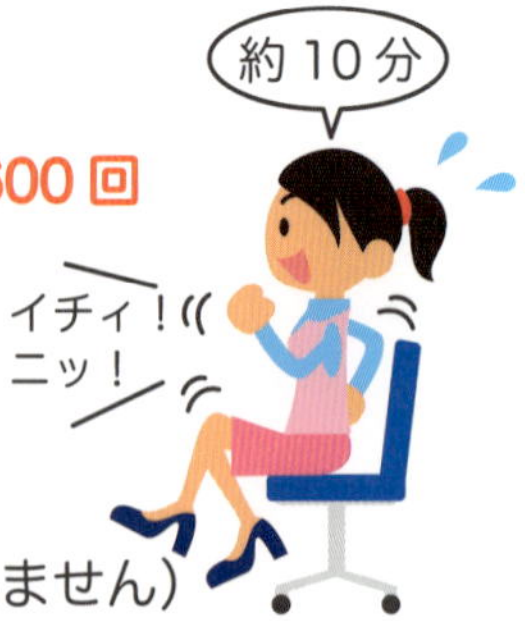

約 10 分
イチィ！
ニッ！

1 回／秒 ×60 秒 ×10 分＝600 回
なんと 600 回もできます！

一人の時は声を出しながら
やるのも OK ！
(靴をぬいでやれば、音も出ません)

5 水素濃度が高い温泉の効用

石川県の白山山麓、小松空港からタクシーで30分くらいのところに開湯千三百年の山中温泉があります。実際に行って見ると、温泉街が2つの山にはさまれており、「山の中」にあることが実感できます。

通りを歩いていると、山中節という民謡が天から降って来る情緒あふれる温泉街で、伝統工芸・芸能にふれることができます。海の幸や山の幸を味わった後、心地よいせせらぎの音を聞きながら、小高い山に囲まれた渓流沿いを散策すると癒されることこの上ありません。シンボルであるこおろぎ橋は紅葉や雪の季節が格別美しく、温泉嫌いであった松尾芭蕉もよほど気に入ったのか、山中温泉には八泊もしています。

金沢大学名誉教授の広瀬幸雄先生は、兼六園の「日本武尊《やまとたけるのみこと》」の銅像にカラスが寄りつかないことをヒントに、鳥を寄せ付けない銅合金を開発されました。

この功績が認められ、ハーバード大学系の出版社が主催するノーベル賞のパロディー版である、イグ・ノーベル賞を受賞されました。

広瀬先生は工学系の物理屋さんですが、温泉好きで全国各地の温泉場を回ってきたそうです。その経験から、山中温泉の総湯「菊の湯」に入ると、ひときわ疲労回復効果があると感じて、ある時、源泉の成分を調べました。その結果、1リットル当たり604ppb（ppbは10億分の1。イメージ的に言うと、東京〜下関間の総距離に対して1㎜に相当する）という高い水素濃度が出ました。

ちなみに、日本水科学研究所の測定によれば、健康回復に効果があると評判の秋田県玉川温泉の水素濃度は70ppb、鳥取県三朝《みささ》温泉は33ppb、北海道二股ラジウム温泉水は31ppb、大分県由布院温泉は28ppbとなっています。

したがって、山中温泉の水素量は湯治場として有名な玉川温泉の10倍近くもの水素の量なのです。水道水1リットルに含まれる水素量はわずか0.02ppbにすぎないので、604ppbという数値はとんでもない値であることがわかります。

水素には体内で老化や肥満を進める活性酸素を取り除く効果があるので、精神的なストレスを和らげたり、体の疲れを取る効果が期待できます。そんなに効果があるなら、ペットボトルに入れて自宅に持ち帰って毎日飲みたいと思うのが人情ですよね。ただ、温泉水をペットボトルに入れておくと、密封しなければ2日、ふたをしても1週間程度で水素量はほぼゼロになってしまうそうです。しかし、温泉水を凍らせておいて、これでウイスキーや焼酎を割れば、いつでも水素を摂取できるとのことです。

水素には、活性酸素のうち細胞障害作用の最も強いヒドロキシラジカルを安定化させる作用があります。

ヒドロキシラジカルはサラダ油の主成分であるリノール酸をヒドロキシノネナールに変化させる最悪の活性酸素であるので、これを骨抜きにできる水素の効果は絶大であると言えます。

その上、水素は生体膜を拡散し、血液脳関門も容易に通過し神経細胞内にも浸

「老化」は「酸化」なり

食事とサプリ、赤ワインで酸化を退治！

食事：　加工食品やジャンクフードを避ける。
デパ地下の惣菜やコンビニ弁当もだめ。
商売用に作った食べ物は怖い！
「さかな」を食べる！
飲み物：緑茶、生ジュース、赤ワイン
サプリ：　アスタキサンチン（サーモンピンク）
DHA、EPA

オランダで115歳までボケ知らずで生きた女性は
毎日ニシンの酢漬けとオレンジジュースを食した

透し得るので、活性酸素による酸化障害の治療法として理想的な特徴を持っているのです。

温泉法で定義される温泉の有効成分に水素は該当しませんが、山中温泉は源泉に高濃度に含まれる水素が、動脈硬化やアルツハイマー病の予防になることをキャッチフレーズにしても良いだろうと思います。

火山国日本では、全国的にも同様な効果を持つ温泉があちこちにあるはずです。ヨーロッパでは温泉はつかるだけではなく飲む煎じ薬となっています。

ドイツのバーデンバーデンなど有名な保養地には温泉水を処方する専門の医師もいます。これは、温泉水の抗酸化作用によって病気が癒されたという実体験に基づくものですが、実は水素効果かも知れません。

第5章 動脈硬化の予防は認知症の予防に必須

1 動脈硬化の目安は血圧

動脈硬化というのは水道管が錆びるようなもので、地下に埋めてある金属の水道管が30年も経つとしっかり錆びてくるのに似ています。動脈は30歳の若さでは未だ錆びることはありませんが、50歳にもなると人によっては怪しくなってきます。特に、肥満、高血圧、高脂血症、糖尿病のいずれかを持病として持っていた人には動脈硬化が進行しやすいのです。

血管は三層構造になっていて、内側から内皮細胞、中膜筋層、外膜という順で配列しています。硬化というのは、内膜の下にコレステロールやそれを貪食した細胞がたまった結果、内膜の層が厚く硬くなり、これによって相対的に血管内腔が狭くなることを言います。この場合は内腔が詰まりやすく、梗塞の原因となるのは当然です。反対に、筋細胞が壊死するために、中膜が薄くなっている場合もあります。この場合は、血管の弾力性が弱まるため、血圧に負けて膨れたり、裂けたりする場合もあります。

水道管が錆びついて内腔が狭くなると、蛇口をひねっても水はちょろちょろとしか出て来ません。錆びが剥がれて水道管が詰まってしまったのです。あるいは、無理して一定の水量を維持しようとすると、部分的に水圧が上がり水道管は破裂して水を噴き出してしまいます。

動脈硬化により血管の内腔が狭くなった場合は、血圧を上げないと全身の隅々にまで血液は回りません。つまり高血圧は動脈硬化の結果、起きるべくして起きるもので、動脈硬化の程度を反映するものと言えます。したがって、動脈硬化を疑う第一歩は高血

動脈硬化と認知症の予防

高血圧の予防は動脈硬化・認知症の予防につながる

圧の程度であると言っていいでしょう。

2 動脈硬化の判定法

脳動脈硬化の判定は手首付近の橈骨《とうこつ》動脈を触診すれば、おおよその見当がつきます。私は、さらに前頸部の頸動脈にも触れてみます。これで大まかな検討がつきますが、これはあくまでも主観的な判断であるので、数字でその程度を客観的に表し画像化するために、眼底撮影と頸動脈エコー、心臓CTならびにABI（足関節上腕血圧比）という検査を追加します。

この中で、脳の動脈硬化を最も反映するのは、眼底写真でみる網膜動脈の硬化度です。なにせ、「眼は脳の出窓」です。網膜も脳の一部みたいなものなので、網膜動脈の狭窄や蛇行の程度を見れば、脳血管の老化度を推定できるのです。

次に、採血を行い、中性脂肪とLDL（悪玉）コレステロール、総コレステロールの値を調べます。中性脂肪やコレステロールの値が高いということは、

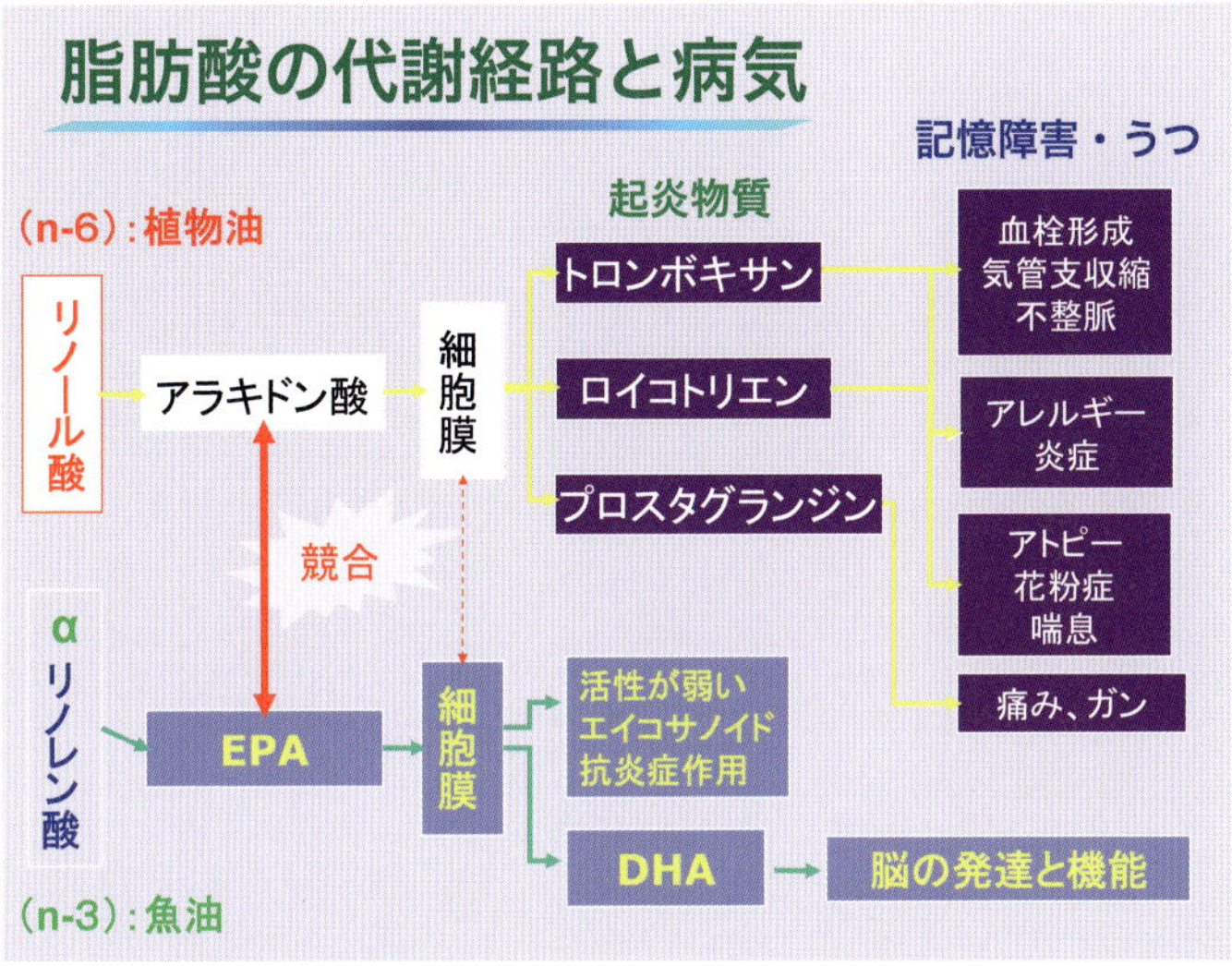

これらが皮下や内蔵周囲だけではなく、血管壁にも溜まっていることを意味します。

動脈硬化というのは不思議な現象で、脳と全身の動脈硬化の程度がほぼ一致することもあれば、心臓の冠動脈や胸腹部には血管壁の石灰化がありＣＴで白く光っているのに、頸部や脳動脈はさほどではないこともあれば、逆に、脳動脈は狭窄や血管の強い蛇行を示すのに頸から下の血管はさほどではないこともあります。

また、脳動脈と言っても全部が同じではなく、脳底部の主幹動脈は硬化がひどいのに、脳の奥の小動脈はさほど異常がないことがあります。

問題なのは、脳の深部、つまり、心臓から言えばもっとも奥の方、すなわち末梢部に向かう小動脈にどの程度の狭窄があるかです。なぜなら海馬や楔前部は、脳の中で最も血液が到達しにくい奥の方にあるからです。

脳底部の主幹動脈の動脈硬化は半身不随や失語症をきたす脳梗塞につながりますが、アルツハイマー病に直結するのは、むしろ、末梢部の小動脈や毛細血管の異常である場合が多いのです。脳梗塞はある朝起きてみたら、突然、半身が動かなくなっていたという、大きめの動脈がつまることによる異常であるのに対し、アルツハイマー病は極端に言えば、何十年もかかって血管の奥の方が少しずつ、全体的に目詰まりしていった結果起きる病気です。

MRIでラクナ（微小）脳梗塞がたくさんみられたら、その人はアルツハイマー病になり易いと考えられます。

3 脂肪と塩分の摂り過ぎに注意

動脈硬化が強い人は肉食と塩分とを避けた方が良いと医者は指導しますが、これは何故でしょうか。

肉は、脂肪分の多いサーロインと脂肪分の少ないフィレを食べた場合では、腹持ちが違います。どちらかと言えば、脂肪の多いサーロインの方がフィレに比べて、消化と吸収に時間がかかります。サーロインの脂肪成分は中性脂肪そのものです。

脂肪酸は油なのでそのままでは吸収されず、胆汁酸で水に溶けやすい形にされ、いくつかの順序を経てから血管に入っていくのです。つまり人体は脂肪を、ゆっくり時間をかけて消化し、リンパ管経由で慎重に血中に取り込む作業をしているのです。

糖質や蛋白質と比べると、脂質の吸収に時間がかかるのはこのためです。個人差はもちろんありますが、コレステロールの吸収もこれと同じです。

ビーフやポークはフライパンで焼くと、脂分は肉汁ソースとしてそのまま食べることになります。しかし、ローストした場合は余分の脂分はオーブンの中でかなり落ちてしまうので、脂分は少なくなります。つまり、高脂血症の方にとっては、ビーフステーキよりもローストビーフの方が健康的ということになります。

カスピ海沿岸のコーカサス地方にあるグルジアは　世界に冠たる長寿地帯で百歳を超えた老人がごろごろいます。それは肉の料理法に秘訣があり、ゆでたり蒸したり焼いたりすることで、肉の脂肪分をしっかり落として、食べているからです。

グルジアの人は「ティティラ」という鶏肉を焼き上げた料理や「シャシュリク（シシカバブ）」という牛肉や羊肉の串焼きを好みます。あるいは羊の肉を大量の水でゆでたりしますが、ゆでても煮汁は口に入れず肉しか食べません。

料理のポイントは、焼いたり煮たりしてしっかり脂肪分を落とすこと、味付けには塩を使わず、シルクロード産の香辛料を何種類も使うことの２点です。長寿で有名な沖縄の人は豚肉をよく食べますが、その料理法は肉をゆでこぼし、塩分や脂肪分をしっかり落とし、しかも汁は飲まずに肉だけ食べるというものです（家森幸男著「脳と心で楽しむ食生活」より）。

この食習慣がグルジアと沖縄の人を長寿にしていたのです。

4 塩分摂取量の民族差

食塩を摂り過ぎると、食塩に含まれるナトリウムが水を引きつけ、リンパ管の中を流れるリンパ液の総量が増え、腸管からの脂分やコレステロールの吸収も増えて、高脂血症―肥満―動脈硬化―高血圧という悪循環を作るのです。脂分と塩分の摂り過ぎは不健康であり、寿命を短くする理由はここにあります。

１９８５年頃に行われた京都大学名誉教授の家森幸男先生の調査によれば、

塩分の摂取量は民族間でかなりの差があります。日本人の塩分摂取量は一日平均で約12グラム、チベットの人は16グラム以上の塩分を摂っています。

これに対し、タンザニアのマサイ族はほとんど塩分を摂りません。一日平均で概算2.5グラム程度です。マサイ族の食事にはおよそ塩分というものがありません。とうもろこしの粉をお湯に溶かしてこねた「うがり」が主食で、おかずは干した小魚をたまねぎといっしょにココナッツミルクで煮込んだものです。

それに、マサイ族の人は一日平均3リットルものミルクを飲む。マサイ族が摂る塩分はミルクに含まれている分だけです。その結果、マサイ族には高血圧と言う病気は存在しないし、動脈硬化や心疾患も少ないのです。

一方、チベットはなめただけでもおいしい岩塩の産地です。現地の人は茶の葉を固めた団茶を作り、それを削った粉を鍋で煮て、そこに岩塩を入れた塩茶や、さらにヤクバターを追加した「ジャ」というバター茶を毎日なんと50杯、総量で4リットルも飲みます。このため、チベット人は塩分摂取量が極端に多くなっています。その結果、50歳代になると住民の約４割が２００㎜Hg以上の高血圧であるということです。ちなみに、このバター茶は一応お茶の味はするが、「塩バタースープ」といった感じの飲み物でバターがしつこくて飲みにくく日本人には向かないようです。

マサイ族とチベット族の塩分摂取量の違いが、寿命にどの程度反映しているか？　結果は推して知るべしです。時代と共に両民族の食習慣は多少変わってきているでしょうが、根本的な差異はおそらくないでしょう。

我が国でも、沖縄県の人に比べて平均寿命が最下位の秋田県の人は約１倍半の塩分を摂っていました。この結果が高血圧や脳卒中発症の顕著な差となって表れていたことは周知の通りです。沖縄の人は食塩摂取量が１日８グラムと日本の中では最も少ないために脳卒中も心筋梗塞も少なかったのです。

料理法や食事の好みには慣れという要素が大きいわけですが、味付けにはできるだけ食塩ではなく香辛料やわさび、しょうが、酢などを使うのが賢明です。

5 50歳を過ぎてからの食事

当然のことですが、50歳を過ぎたら脂ものはできるだけ控え、肉よりは魚を食べる機会を増やすようにしたいものです。納豆にはビタミンKが多く若者や妊婦にとっては健康食品ですが、動脈硬化が始まった世代には血液を固まりやすくするので気をつけましょう。

運動不足の人は摂取する総エネルギーをできるだけ減らし、動物性脂肪の摂り過ぎはメタボの原因となるので控えます。

脂ぎったサーロインステーキやラードを使ったラーメンは食べないように気をつけてください。脂質の目標は総エネルギーのせいぜい1／4か、出来れば1／5程度とします。

塩分については、まずインスタント食品や保存食品の摂取を少なくします。

次に、味噌と醬油、漬け物に注意しないといけません。梅干しやみそ汁には

加工食品・ジャンクフードはなぜ駄目か？

加工食品、インスタント食品：
悪い油や食品添加物、化学物質が多い

ファストフード店やコンビニに売っているもの：
オメガ６（リノール酸）やパーム油の使用量が多い

ジャンクフード：栄養バランスが悪い
高カロリー・塩分・砂糖で、ビタミン・ミネラル・繊維が少ない
肥満や動脈硬化、うつ、アルツハイマーの原因となる

◉ジャンク：junk：がらくた：屑

１個（杯）あたり２〜３グラムの塩分が入っていることを自覚し、みそ汁は一日１杯とし、梅干しや漬け物の量は極力減らす。一日の塩分摂取量は10グラム前後が理想的で、15グラムを越さないように努力する。高級料亭で和食のフルコースを食べると、夕食だけでも塩分は10グラム以上摂っているので、注意が必要です。

どの食事や食品にどの程度の塩分が含まれているかについて、正確な知識を持つ必要があります。

肥満の原因となる危険な油に、パーム油があります。
パートⅠの『そのサラダ油が脳と体を壊してる』で解説しましたが、このパーム油を使用すると食感が良くなります。その上、原価が安いので加工食品メーカーには大受けで、食物油または植物油と記された商品の多くがパーム油を使用しています。

パーム油はマーガリンやショートニングの原料として使用されるだけでなく、インスタントラーメン、ポテトチップス、クッキー、チョコレート、アイスクリーム等にも使われています。そのため家庭では使用していなくても、加工食品を食べることで多くの人が無意識のうちに口にしているので、気付かぬうちに体内に摂取している食料油のトップと言えます。

パーム油は栄養価が非常に高く、口当たりが良いので食べ過ぎ、肥満や高脂血症になるのが問題です。植物油の中でもヤシ油、パーム油、ココナッツ油は飽和脂肪酸で、体内に蓄積されやすくどうしても肥満になりやすい油です。

しかし更に注意を要するのは、パーム油にはＢＨＡという酸化防止剤が使われており、それが発ガン物質である、という事実です。

加工食品を購入する際は、成分表を良く見て、植物油脂、食用油、加工油、マーガリン、ショートニングと記載されているものは、なるべく控えるようにした方が賢明です。

増え続ける『こころの病』

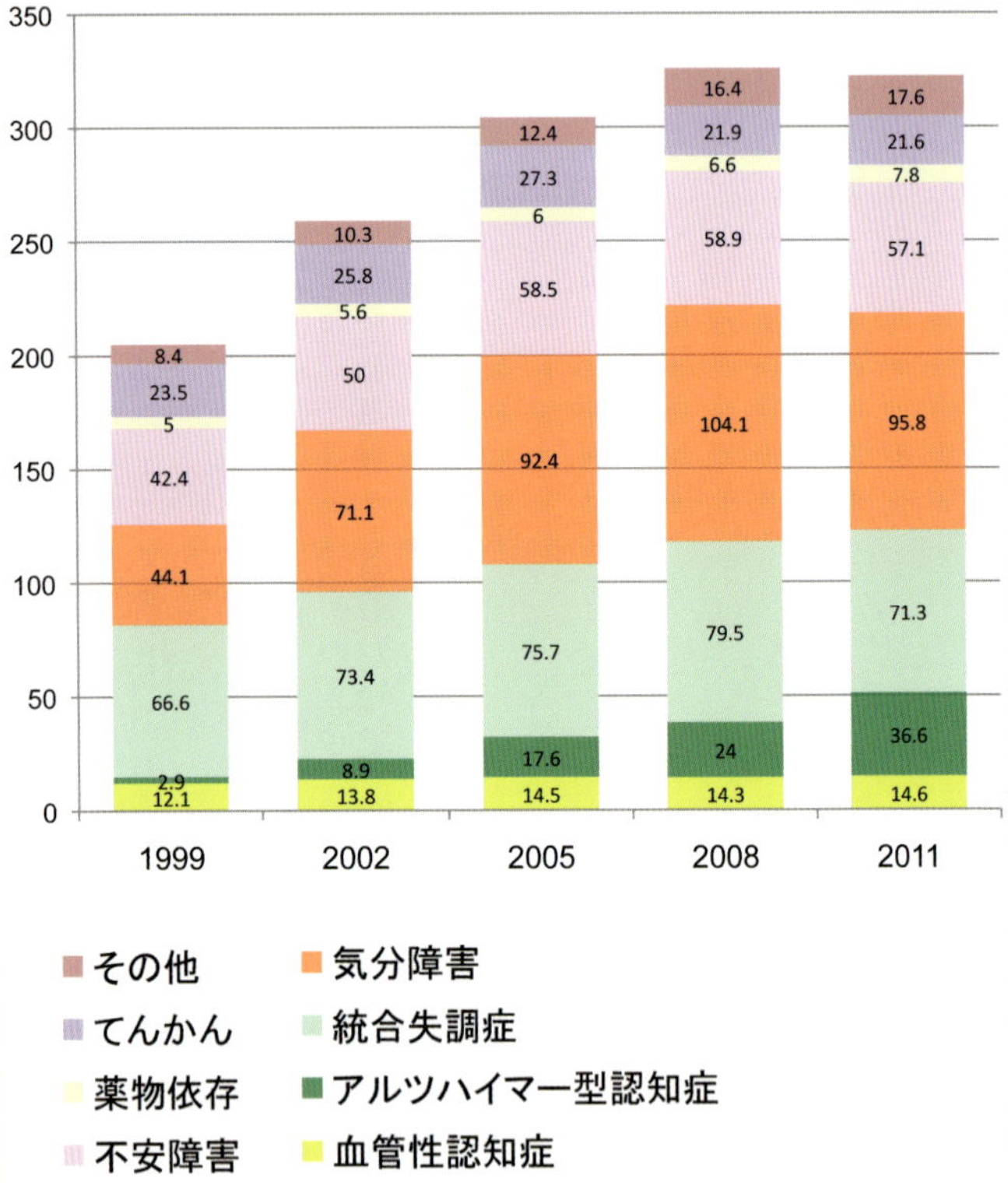
350
300
250
200
150
100
50
0
1999
2002
2005
2008
2011
8.4
23.5
5
42.4
44.1
66.6
2.9
12.1
10.3
25.8
5.6
50
71.1
73.4
8.9
13.8
12.4
27.3
6
58.5
92.4
75.7
17.6
14.5
16.4
21.9
6.6
58.9
104.1
79.5
24
14.3
17.6
21.6
7.8
57.1
95.8
71.3
36.6
14.6
その他
てんかん
薬物依存
不安障害
気分障害
統合失調症
アルツハイマー型認知症
血管性認知症

厚生労働省患者調査より

我が国のうつ（病）の現状

- １００万人以上が通院。生涯で１５人に１人が発症。
- 自殺者は年間３万人。新型のうつ病が若者に増加
- 真面目で、几帳面な人がなりやすい。
- 男性は仕事、女性は夫の浮気、子供の問題が契機。
- 抗うつ剤の副作用：口の乾き、ボーッとしてやる気が出ない。性欲も減退。
- 元気になった時が危ない！　自殺や躁状態への移行。

うつ病の診断

- 明確な診断基準がない：アンケートと顔つき、話し振りで主観的に診断せざるを得ない。
  画像診断はできない。

  「理由もなく悲しくなるか？」

  「テレビや読書が楽しめるか？」

  「集中力が続くか？」

  「ふと、消えてしまいたくなるか？」
- 深刻にならず、頑張りすぎず、気長に病気とつき合う

「子供のうつ」が増えている

- 原因：学校でのいじめ（携帯電話、ネット、メールなどの心理戦）、受験勉強のストレス、両親の不仲や離婚
- まず、口数が減り、「イライラ」し始める。つらさを言葉で表現できず、原因不明の発熱や腹痛が起きる。
- 母親と一緒でないと眠れない。夜中に目が覚める。
- 次第に学校を休むようになり、次第に成績が下がる。
- 大人のように「抗うつ薬」は効かないので、不安の原因を突き止めて、解決する。

高齢者のうつ病の特長

- うつ病の定型的症状（抑うつ気分や気力低下）が少ないので、見逃されやすい。
- 喪失感が契機となる。たとえば、配偶者や友人との別れ；定年で仕事や地位、社会的役割を失う；健康障害；環境の変化など
- もの忘れや体の不調を訴える、漠然とした不安やあせり、イライラ感、頭痛、息苦しさ、不眠、食欲不振、閉じこもり、飲酒量の増加
- 発症のサインを見逃さないよう、家族や周囲は注意

高齢者のうつ病を防ぐ生活習慣

- 生活のリズムを守る：規則正しい食事や睡眠、散歩、ラジオ体操などを心がける。
- 天気が良い日や気が向いた時は外出し、日光を浴びる。
- 無理のない範囲で、体を動かし、筋肉運動をする。
- 孫の世話や盆栽、畑仕事、釣り、登山など趣味を持つ。
- 地域・町内活動やボランティアに参加し、人と付き合う。

ストレス管理のわざ
集中するためにリラックスする

（活動しているオンの時間と休息するオフの時間のメリハリをつける）

心を休める方法を持つ：ジョギング、音楽、昼寝
ペット、整体、ダンス、ネット
睡眠の質を上げる：あたまもからだも酷使する
自分に自信を持つ：過度に人目を気にしない。
精神安定剤を上手く使う、睡眠薬はのまない。
仕事とは違う頭を使う：料理、畑仕事、将棋、碁

◉どんな逆境下やストレス状態にあっても絶対にウツにならない

第6章　お勧めの食生活

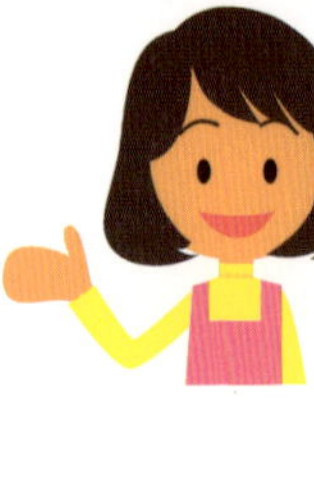

1　肉よりは魚

基本的に、アメリカ人に肉食の人が多いのはご存知のとおりです。毎日の食事に肉やハム、サラミ、ソーセージ、ベーコンなどが欠かせません。ステーキと言えば、厚さが5センチで、５００グラム程の量をぺろりとたいらげてしまうのが普通です。

その上、脂肪分が多いミルクやヨーグルト、バター、チーズ、アイスクリームなどの乳製品が大好きです。だから、男も女も肥満の人が多いわけですが、肉やバターが身体に良くない理由は、肉には飽和脂肪酸が多い以外に、アラキドン酸が多量に含まれていることも無視できません。アラキドン酸は人体に炎症の原因となる物質を作る材料となるからです。

肉以外にもアメリカ人は、チップス、ドーナツ、クッキー、クラッカーなど、サラダ油や加工油で作ったファスト（ジャンク）フードをたくさん食べるので、体に様々な炎症を起こす原因となる、オメガ６系の多価不飽和脂肪酸の摂取量も増えることになります。

日本にメタボやアルツハイマー病が少ないのは、日本人が肉よりは魚を好み、刺身や寿司を頻繁に食べるからではないかと、アメリカ人研究者が言い出したため、全米に寿司ブームが起きました。

２０１４年４月に訪日したオバマ大統領は、来日早々の食事に寿司を希望され、安倍首相と銀座の有名な寿司店に行き、大変満足されていました。

ニューヨーク郊外の日本人が握るお寿司屋さんでは、夕食どきになると長い列ができて、アメリカ人はびっくりするほど辛抱強く待っています。

レストランでアルコールを提供するには、経営者は多額の投資をしてその販売権を購入する必要があります。そのための投資はもったいないという経営方針のお寿司屋さんでは、アルコールは売らないが持ち込みは自由というシステムで、ワイングラスを提供してくれたり、お酒の燗をしてくれたりのサービスはあります。だから、お客さんは近所の酒屋さんで買って来たワインボトルや日本酒の瓶を小脇に抱えて待っているのですが、この光景はとっても愛嬌があります。

確かに、魚は食べれば食べるほど、アルツハイマー病のリスクは下がると考えて良いと思います。毎日、魚を食べる人に認知症が少ないことに関してはこれまで多くの論文が発表されており、周知の事実となっています。

ことに、イワシ、サンマ、アジ、サケ、ニシン、マグロ、ブリなど背が青くて脂がのった魚は、炎症や血栓の発生を抑えるＤＨＡやＥＰＡなどのオメガ3系の多価不飽和脂肪酸をたっぷり含むので、健康的なのです。

魚の食べ方は何と言っても生の方が良く、刺身やカルパッチョがベスト。焼いたり蒸したりでも良いが、リノール酸系のサラダ油で揚げたり炒めたりするのは何としても避けたいものです。せっかくのDHAやEPAの効果がリノール酸によって台無しにされてしまうからです。

2 抗酸化作用が強い野菜

トマトやニンジン、アブラナ科の野菜（キャベツやカリフラワー、ブロッコリー）、濃緑色の葉野菜（ほうれん草やレタス）、果物（ブルーベリーやラズベリー、プラム、イチゴなど）、ナッツ（アーモンドやクルミ）類などは人体の酸化（老化）を防止する抗酸化作用が強い食べものの代表です。

一般的に、濃くて鮮やかな色彩の野菜や果物には抗酸化物質がたくさん含まれています。リンゴやキュウリ、アーモンドには皮にも抗酸化成分が多いので皮付きのまま食べるのがお勧めです。

3 クセの強い食材が良い

唐辛子やわさび、ショウガなど癖の強い調味料やシルクロード産の香辛料、インド産のカレー粉など、クセの強い食材は細胞のみならず食材そのものも酸化から守ってくれます。

例えば、ニンニク、玉ねぎ、セロリ、ブロッコリー、にんじん、クレソン、ウコン、ターメリックなど。

体の酸化（老化）を防ぐ食材

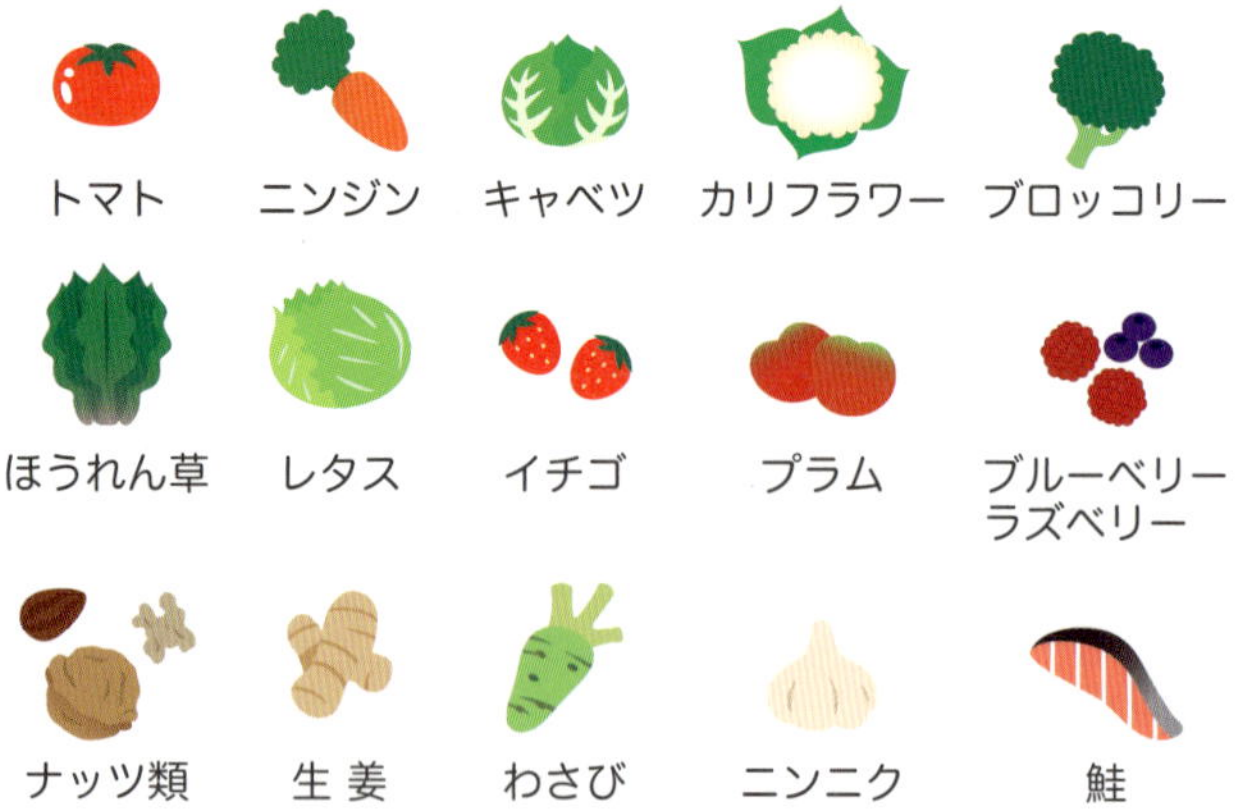
トマト
ニンジン
キャベツ
カリフラワー
ブロッコリー
ほうれん草
レタス
イチゴ
プラム
ブルーベリー
ラズベリー
ナッツ類
生姜
わさび
ニンニク
鮭

その他、香辛料・カレー粉・ウコン・ターメリック・カカオ・コーヒー・緑茶など…

4 遅過ぎる夕食は駄目

夕食の時間は布団に入る時間から逆算し、遅くとも寝る2時間前までに食べものを口に入れるのは終えるようにしたいものです。夜食の習慣は百害あって一利もありません。

毎晩、夜10時過ぎに帰宅して、11時過ぎに夕食を摂り、深夜1時に寝ると言う生活パターンは肥満のもとになります。

5 市販の弁当は意外に危険

コンビニやマーケット、デパ地下の安売り弁当は基本的に買わない方がベターです。低価格と見た目にごまかされてはいけません。安いものは必ず冷凍品を使い、安い油で揚げることで食感を良くしています。

駅弁も同様であり、食中毒を避けるための酸化防止剤も入っています。饅頭なども酸化防止剤を入れてなければ、作ってからせいぜいで翌日までしか持ちません。真空パック入りの賞味期限が1週間以上の饅頭にどのような食品添加剤が入っているか？　駅弁の場合はどうか？　一度、成分表示をしっかりチェックしてみることをお勧めします。

6 市販のサンドイッチもやばい

市販のサンドイッチには例外無く、体に悪い植物油で作ったマーガリンが塗ってあります。しかも、中にはさんであるポテトサラダにはサラダ油で作ったマヨネーズが使われているし、ツナサンドイッチであればサラダ油に浸かっていたツナが使用されています。

家でサンドイッチを作る場合もマーガリンは塗らず、チーズか自家製のマヨネーズを塗る習慣にしたいものです。

7 インスタント食品やファストフードは避ける

インスタント食品は基本的に健康を阻害する植物油のパーム油やサラダ油で揚げてあるものが多いので、なるべく食べないようにします。キャンプや山登りの時などのような場合に限定するのが得策です。毎日、インスタントラーメンを食べている若者の肝機能が例外無く悪いのは当たり前です。

外食をする際は、安い油、サラダ油を使用しているレストランはできるだけ避けましょう。寿司屋、おでん屋、うなぎ屋、高級フレンチ・イタリアン、焼き肉屋はまず大丈夫です。居酒屋やうどん屋、そば屋も天ぷらやフライを食べなければ、大丈夫でしょう。庶民

ヒドロキシノネナールの発生を予防 → アルツハイマー病予防

サラダ油で調理した食事、
ファストフード・スナック菓子・
揚げ物は避ける

的な中華料理店も意外と危ない。用いている「油」を尋ねても教えてくれないような料理店には行かない方が無難です。

8 麺類の食べ方

うどんやそばのつゆには塩分が多い。つゆを飲んでだしを味わうだけで、つゆの大半は残すようにします。ラーメンを食べるなら、脂ぎった豚骨ラーメンは避け、醤油ラーメンか塩ラーメンにしたいものです。

9 トーストにはオリーブ油を塗る

トーストにマーガリンを塗って食べる習慣とは決別しましょう。バターを電子レンジで10秒ほど温めて塗るか、エクストラバージン・オリーブオイルを使うのが良いと思います。オリーブ油を塗った後、その上に蜂蜜をかけてもおいしく頂けます（オリーブ油は純正の高級品を使用するようにしてください）。

10 食材購入時には成分表をチェックする習慣を

食用油やマヨネーズ、ドレッシング、魚の缶詰などを購入する時は必ず成分表を見て下さい。

「植物性油脂」とか「食用植物油」と記載されたものは買ってはいけません。

チョコレートやクッキー、ポテトチップスなどスナック菓子を買う場合も同様です。ポテトチップス、かりん糖は、米ぬか油やオリーブ油で揚げたものを買い求めましょう。

11 冬にはみかんを食べよう

ミカンに特異的に多く含まれているカロテノイド、ことにβ‐クリプトキサンチンが生活習慣病の予防に役立つ可能性が報告されています。

「みっかびミカン」のブランド名で全国的に有名な三ヶ日町は静岡県西部に位置する人口約1万6千人の小さな町です。住民の多くがミカン産業に従事しているため、ミカンの摂取量が著しく多いそうです。

この町を対象とした農水省果樹研究所の調査によれば、10月から2月までの蜜柑シーズンに、毎日4個以上のミカンを食べる人ではβ‐クリプトキサンチンの血中濃度が高くなっており、調査では動脈硬化の程度が低く、糖尿病や心臓病、高血圧、痛風などの生活習慣病の有病率も低いそうです。おそらく、和歌山県や愛媛県、高知県などのミカン産地でも同じことが言えるでしょう。

脳に良い食生活と食用油！

1）魚と海草（昆布、ひじき、海苔、わかめ）を食べる。

2）市販のドレッシングは使わない。自分で作る。
紫蘇油・えごま油・亜麻仁油 ＋ 醤油、ポン酢、レモン

3）天ぷらやフライ、炒め物を減らす。
どうしても作るなら、米油かごま油、
オリーブ油を使う。サラダ油は使わない。

4）マーガリンは止め、バターかオリーブ油、
えごま油に変更

5）スナック菓子とファストフード、インスタント食品は
避ける。

原則：成分表に植物性油脂・食用植物油とあるものは危険！

「日本製のマーガリンは欧米では発売禁止」

第7章　お勧めの賢脳レシピ

1　地中海料理を食べよう！

地中海料理とは、ギリシャ、イタリア、ポルトガル、スペインなどのヨーロッパや北アフリカ諸国の地中海沿岸の料理のことです。

地中海産の新鮮な海の幸とオリーブ油、ナッツ類、野菜、果物、ニンニク、香草などをふんだんに使いレモンをたっぷりと垂らして食べるのが特徴です。しかも、アマルフィーなどの海岸沿いで収穫される、あの大きなレモンです。

魚介類に含まれるαリノレン酸やアスタキサンチン、エクストラバージン・オリーブオイルに含まれるオレオカンタール、野菜・果物・ニンニク・香草に含まれる抗酸化物質が三位一体となって、動脈硬化や心臓病を防ぐ効果が期待できるのが特長です。

一度、レストランで本物の味を体験すれば、家庭で同じものをつくるのは簡単です。

2 ピクルスを作ろう

ピクルスは、セロリやニンジン、タマネギ、きゅうり、パプリカ、ブロッコリーなど抗酸化作用が強い野菜を使うので、とても健康的です。野菜はそれぞれ５㎝程度の長さに切り、縦に２つまたは４つ

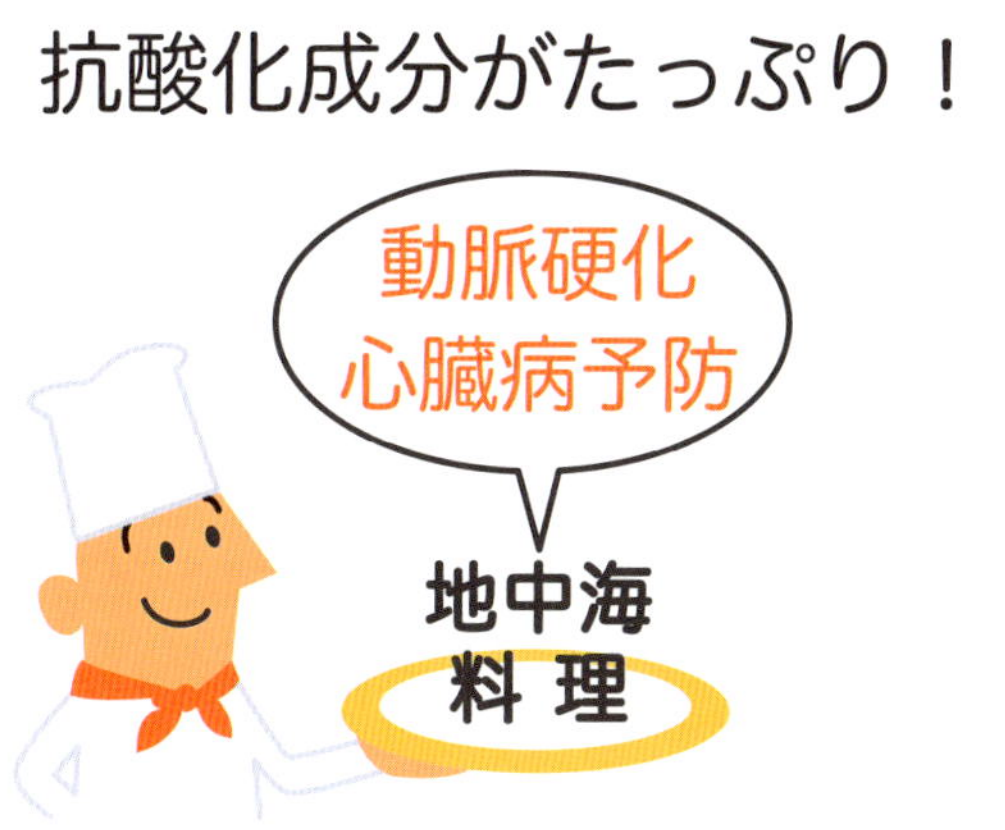
抗酸化成分がたっぷり！
動脈硬化
心臓病予防
地中海
料理

切りにします。自分が使う瓶の大きさを意識して、野菜を切れば良いでしょう。

鍋に湯を沸かし、酢を少々入れ、その中で野菜をさっと茹でよく水を切ります。酢（米酢かりんご酢、ちなみに、私はすし酢で作ったものが好きです）、水、ローリエ（月桂樹）の葉1～2枚、砂糖、塩をいったん沸騰させ、冷まして漬け汁を作ります。熱湯で消毒した保存瓶に野菜を入れ、この漬け汁を注ぎます。好みの分量でたかのつめや粒コショー（ブラックペパー）を

ピクルスは簡単で、健康的！

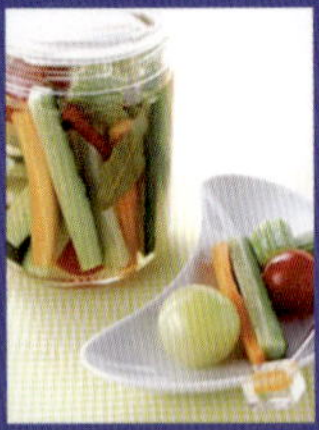

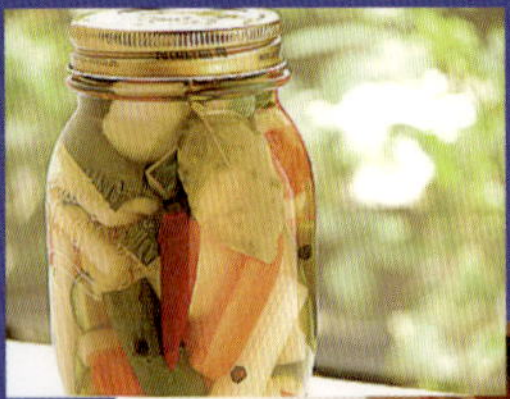

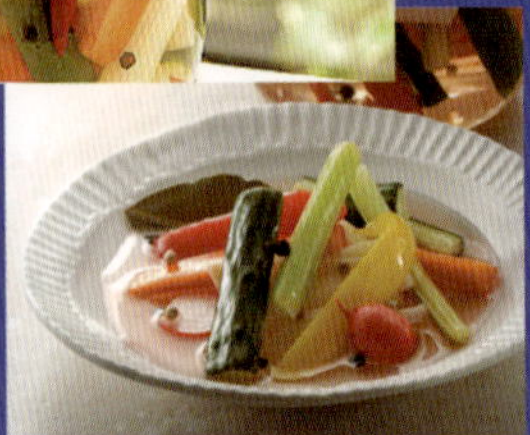

【ピクルス液】＊でき上がり約カップ3。

・米酢カップ1・水カップ2・三温糖80g＊または砂糖。・塩大さじ1・赤とうがらし（種を抜く）1～2本・ローリエ1枚・黒こしょう（粒）20粒・ディル3本＊さわやかで甘い香りのハーブ。・塩大さじ1/2

入れ漬け込んでおくと、1～2日後から食べられます。何度か作るうちに、自分好みの味ができてくるでしょう。

このピクルスを作り置きして、フランスパンを切ってオリーブを塗り、赤ワインを用意すれば、短時間の準備でヘルシーな食事が楽しめます。

3 青魚のえごまサラダ

サンマやアジを焼くと、したたり落ちる油。あれが健康にいい！

しかし、加熱せず、新鮮な魚を刺身で食べるのはもっと健康的です。刺身用のサバ1匹かアジ3匹を買って来ます。夏はアジ、冬はサバが旬ですので、使い分けましょう。

いずれも、3枚におろして、塩を少々ふって10分待ちます。その後、皮を下側にしてアジなら10分、サバなら1時間、酢に漬けます。待っている間にタマネギをスライスし、大葉をきざみます。タマネギの代わりに白菜を使ってもか

青魚のえごまサラダ

刺身用の魚　夏はアジ／冬はサバ　＜旬の魚　を用意

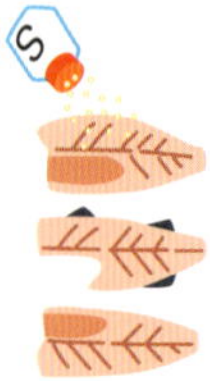

3枚におろして、塩を少々ふり
10分置く

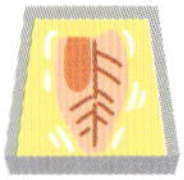

皮を下にしてアジは10分、サバなら
1時間酢に漬ける

夏は玉ねぎ、冬は白菜をスライス、
大葉はきざんでおく

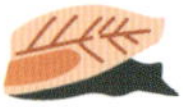

魚の皮を剥いで刺身サイズに切る

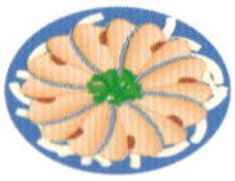

お皿に玉ねぎ（白菜）を盛りつけ魚を
のせ、大葉をちらす

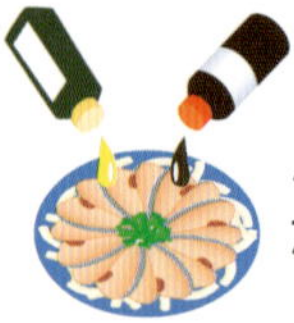

えごま油とポン酢（レモン汁）を
かけて完成！

脳と体に良い油

えごま油 紫《し》蘇《そ》油	荏《え》胡麻《ごま》はシソ科で、実を搾ると体に良いαリノレン酸の多い油がとれます。野菜ドレッシングやマヨネーズを作るのに最適。ほうれん草等のおひたし、大根おろし、納豆、冷奴との相性もピッタリ。醤油とも合うので酒のつまみに最高で、和食党に好まれます。 加熱不可
亜《あ》麻《ま》仁《に》油	寒冷地で栽培される亜麻の種から取れる油。低温圧搾の一番しぼりが最高級品。料理法は、えごま油と同じですが、ジュースやトースト、ヨーグルトや味噌汁にかけても美味で、体に良い油です。 加熱不可
オリーブ油	食べ方は、えごま油や亜麻仁油と同じです。オリーブ油は種々雑多でピンからキリまであり、注意が必要です。低温圧搾のエキストラ・ヴァージン・オリーブ油は良い油ですが、大量生産された安いものは、サラダ油と同様に体に悪い物質が入っているので危険です。
米油	加熱に強くフライに適しています。ビタミンEが多く、抗酸化物質もたっぷりで食物繊維も多く、カリッと揚がり美味で体にやさしい健康的な高級オイルです。手作りマヨネーズに最高！
ゴマ油	セサミン等の抗酸化作用の強い物質を含む、健康に良い油。加熱に強く良質なので、天ぷらや中華料理の高級店で使用されています。家庭でも揚げ物に最適。

まいません。漬かった魚の皮を剥いて、刺身サイズに切ります。

皿に夏ならタマネギ、冬なら白菜のスライスをたっぷりと盛りつけ、その上に魚を載せて、しその葉をトッピングします。この上にえごま油をかけます。ポン酢を混ぜてもおいしいです。

4 クレソンのサラダ

まず、サラダボール全体にニンニクのスライス部をこすりつけて、香りを移します。そこに、エクストラバージンオリーブ油を大さじ2～3杯入れます。

通常のサラダは、これにレモン汁など酸っぱいものを少量加えて、塩と胡椒とで味を整えるのですが、クレソンを使う場合は少量の砂糖も隠し味として加えます。

塩と胡椒、砂糖を3点セットとすることでクレソンの特徴を引き出し、臭みや苦みを消し去るのです。ニンニク、クレソン、レモンなどが三位一体となっ

真鯛のカルパッチョ

マグロやタコでもおいしい！

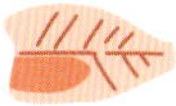

3 枚におろした真鯛を買う

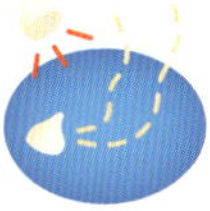

ニンニクの底を切り落とし、お皿全体にこすりつけて香りを移す

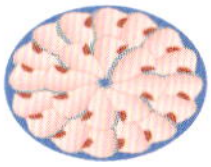

なるべく薄くスライスした真鯛は放射状に隙間なく並べる

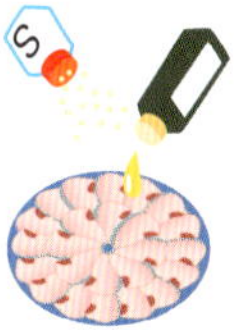

30 ㎝の高さから塩をふり、エクストラバージン・オリーブオイルをたっぷりかけて冷蔵庫でしばらく寝かせる

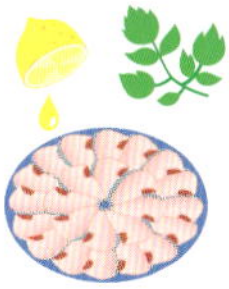

きざんだイタリアンパセリをかけレモンをしぼって完成！

ニンニクの香りをもっと楽しみたければ、ニンニクを炒めたオリーブオイルを使うといいですよ

て絶妙の抗酸化作用を発揮するはずです。

5 真鯛のカルパッチョ

イタリアで食べる薄切り薫製ビーフのカルパッチョはたっぷりのレモン汁を垂らすと、前菜に最高ですが、刺身のおいしい日本では何と言っても魚のカルパッチョがお勧めです。

魚は白身なら何でも良いのですが、お勧めは新鮮な真鯛が最高です。ともあれ、季節ごとに旬の魚で、「目」が生きている新鮮なものを市場で買い求めてください。

白身魚が手に入らない場合、意外にマグロやタコのカルパッチョもおいしいです。魚を買って来る場合は三枚におろしたものを買って来て、フグのてっちりのようになるべく薄く自分でスライスします。

ニンニクの底を切り落とし、盛り皿全体にまんべんなくこすりつけて、香りをしっかりと移します。スライスした真鯛の刺身は放射状に隙間無く、しかも、重ならないように盛りつけます。塩をふり、エクストラバージン・オリーブオイルをたっぷりとかけて、しばらく冷蔵庫で寝かせます。これにきざんだイタリアンパセリをかけ、レモンを贅沢にしぼって頂きます。強いニンニクの香りを楽しみたい場合は、あらかじめオリーブオイルでニンニクを炒めておき、そのオイルを使えば良いでしょう。

6 おいしいパスタの作り方

パスタはゴルフと同じです。「たかがパスタ、されどパスタ」です。パスタをなめてはいけません。あまりにも多種多様であり、普遍的なレシピは存在しませんので、ここではパスタ作りの原則のみ紹介します。別にイタリアじゃなくとも、最近では日本で相当においしいパスタが食べられます。

まずは、プロが作ったパスタの味を自分の舌に覚えさせるのが大事です。パスタをゆでる前にソースを9分通り仕上げておきます。ソースは待ってくれるけど、ゆでたパスタは待ってくれないからです。

ニンニクやタマネギを炒めるスタートの時からエクストラバージン・オリーブオイルを使います。少し低めの温度で調理するのがコツで、それだけでビックリするほど本格的な味になります。

本当は生のニンニクを使う方がいいのですが、乾燥したニンニクのスライスでも十分間に合います。ナポリタンの場合はケチャップ、ソース、牛乳を混ぜて調味ソースとします。ソースが煮立ってきたら、お好みでワインやパセリ、バターを少々加えます。

次に、大きな鍋に8分目くらいの水(パスタ100~200gに対して2リットル)を入れ、良質の塩をたっぷりと入れて、強火でゆでます。麺が完全にほぐれたら、お湯の中にオリーブオイルを少々垂らしてかき混ぜておくのがコツ

おいしいパスタの作り方

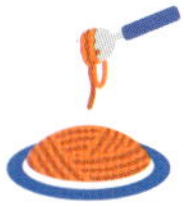

ちょっとした工夫で本格パスタになります

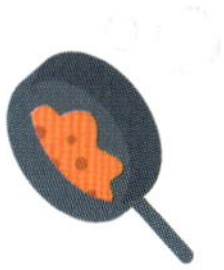

パスタをゆでる前にソースを９分通り仕上げておく

ソース作りのコツ

ニンニク、玉ねぎを炒める時はエクストラバージン・オリーブオイルを使う。少し低めの温度で調理する

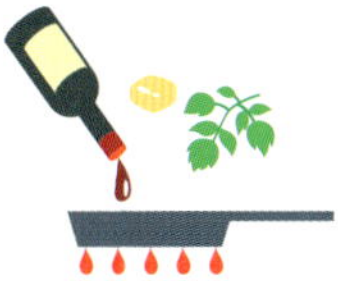

ソースが煮たったら、ワイン・パセリ・バターを少々加える

パスタをゆでるコツ

大きな鍋に8分目ほど水を入れ、塩をたっぷり入れて強火でゆでる。ゆでる時間をタイマーでしっかりセットする

麺がほぐれてきたらオリーブオイルを少々垂らしてかき混ぜる。途中で弱火にしたり、水をさすのはNG！

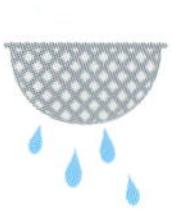

予定時間の1〜2分前に噛んでみてアルデンテの状態でザルに上げ水切りをする

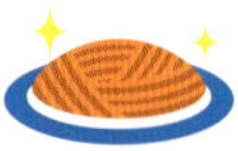

ソースと絡ませたパスタを皿に盛りつけて好みのトッピングをし、最後にエクストラバージン・オリーブオイルをふりかけて完成！

お好みにより、最後にフライパンで短時間炒めてもおいしい！

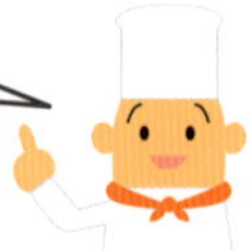

です。途中で沸騰を止めたり、水をさしたりはしないで下さい。ガス火の強さや麺の太さ、長さによってゆで時間が違うので、説明書を見てタイマーで時間をしっかり計ります。

予定時間の１～２分前から何度かパスタを引き上げ、噛んでみてアルデンテよりも少し固めに仕上げます。「アルデンテ」はイタリア語で、「歯ごたえのある」という意味です。歯ごたえがある程度にゆで上がったパスタをザルにあげて水切りしておきます。

ゆでたパスタにソースをかけてそのまま食べても良いのですが、フライパンに移して混ぜ合わせ、数十秒絡ませるように炒めてもおいしいです。調味ソースなしの場合は塩胡椒をかけ、調味ソースがある場合はそれをかけます。

皿に盛り付けてから、お好みで刻み海苔やパルメザン粉チーズをかけ、最後にエクストラバージン・オリーブオイルをふりかけます。納豆やとろろ、生卵もパスタに意外と合うので、いろんなトッピングを楽しむと良いでしょう。

「エクストラバージン・オリーブオイルで始まって、エクストラバージン・オリーブオイルに終わる」のが、おいしいパスタを作るコツです。

お勧めの賢脳レシピを解説して参りましたが、百聞は一見にしかず、と申します。ここで、体に良い油を使って料理を実際に作っておられる「賢脳・健康料理」のパイオニアとも呼べるご夫妻と料理のいくつかを紹介いたします。

ご夫妻は、20数年前に発症した娘さんのアレルギー対策のために、資料を収集し、料理作りに様々な工夫をされたとの事です。娘さんは生まれたときからアレルギーやアトピー性皮膚炎の症状がひどかったのですが、ご両親の懸命な努力と料理に使う油を変えることで中学生のころには、それらの症状もなくなり、牛肉を食べても大丈夫なくらいまでに完治されました。

その後、娘さんは米国の大学に進まれましたが、留学中のジャンクフードなどで食生活が乱れていたために、帰国後はアトピーの症状が激しく再発し、更に肥満、

冷え性、便秘症状も加わっていました。

　林家では料理の工夫を徹底的に行い、集大成ともいえる、悪い油を断ち良い油を適量摂る「ＤＥ‐ＯＩＬレシピ」を完成し、日々心を込めて料理されました。すると娘さんのアトピーは数か月内に消え、冷え性、便秘症状も治り、いつのまにかスッキリとした体形に戻ったとのことです。

　アレルギーとの戦いから得た料理法を、同じ病気に苦しむ方にも教えたいと考えた奥様の葉子さんは、知食料理研究家として活躍され、『「ＤＥ‐ＯＩＬ」でキレイになる』（ＭＩＤＩ）を出版されています。

　ご主人の林裕之氏は『いい歯医者、悪い歯医者』（講談社）、『歯医者は今日も、やりたい放題』（三五館）などの著書がある歯科技工士さんです。


　現在、この本を出版しているダイナミックセラーズ出版では、ご夫妻の研究成果である、良い油を使ったレシピ本を『美味しい賢脳・健康料理のメニューブック』（仮題）林裕之・葉子著、山嶋哲盛監修として近日発売予定で制作中です。

イチゴドレッシング

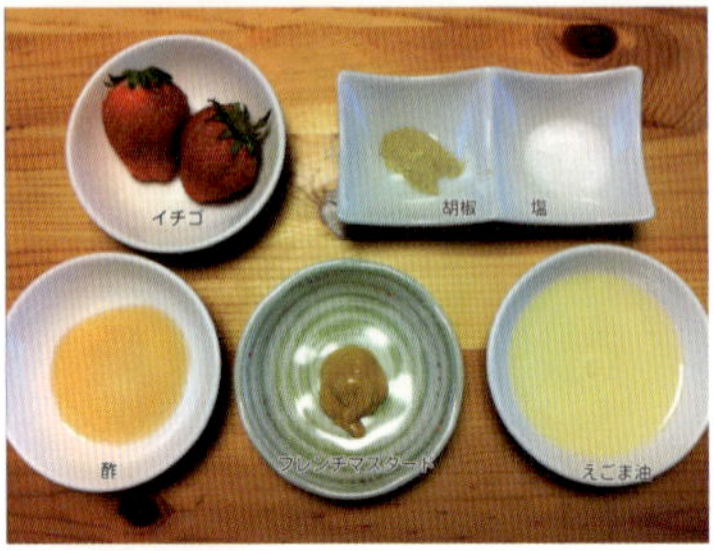
イチゴ
胡椒
塩
酢
フレンチマスタード
えごま油

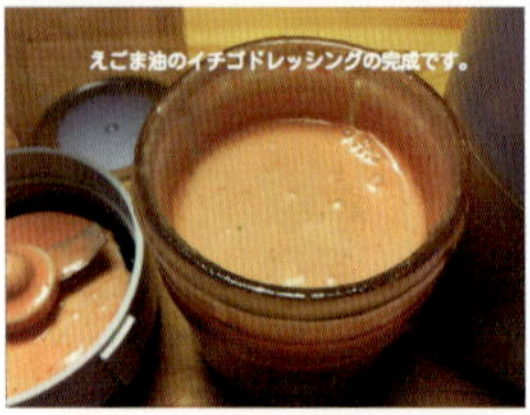
えごま油のイチゴドレッシングの完成です。

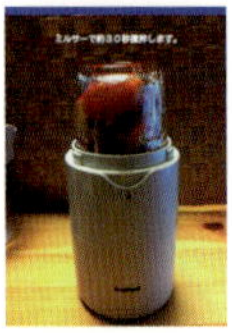

全ての食材をミルサーに
入れ30秒～1分撹拌します。

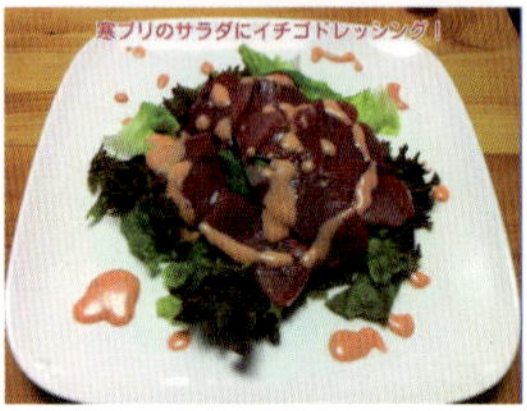
寒ブリのサラダにイチゴドレッシング！

寒ブリのサラダにかけてみました。
お肉にも合います

キーウィ・ドレッシングとアスパラのサラダ

イチゴドレッシングの要領で、いろいろな果物のドレッシングを
楽しんで下さい。ポイントはえごま油か亜麻仁油を使う事。

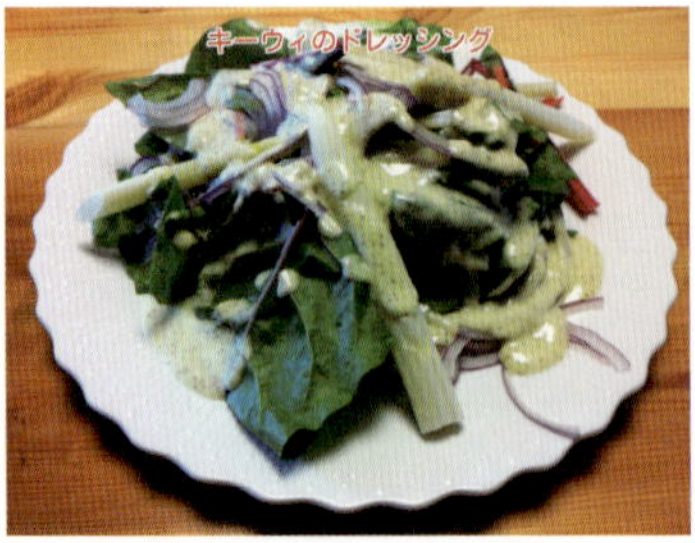
キーウィのドレッシング

キーウィドレッシングと
アスパラのサラダ

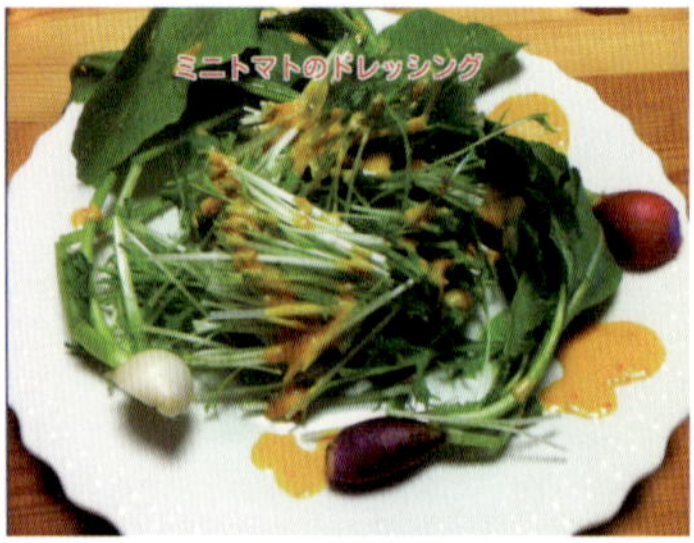
ミニトマトのドレッシング

ミニトマトドレッシングと赤かぶ、
水菜のサラダ

（林 裕之・葉子ご夫妻提供）

米油を使った料理

甘エビと水菜のサラダ

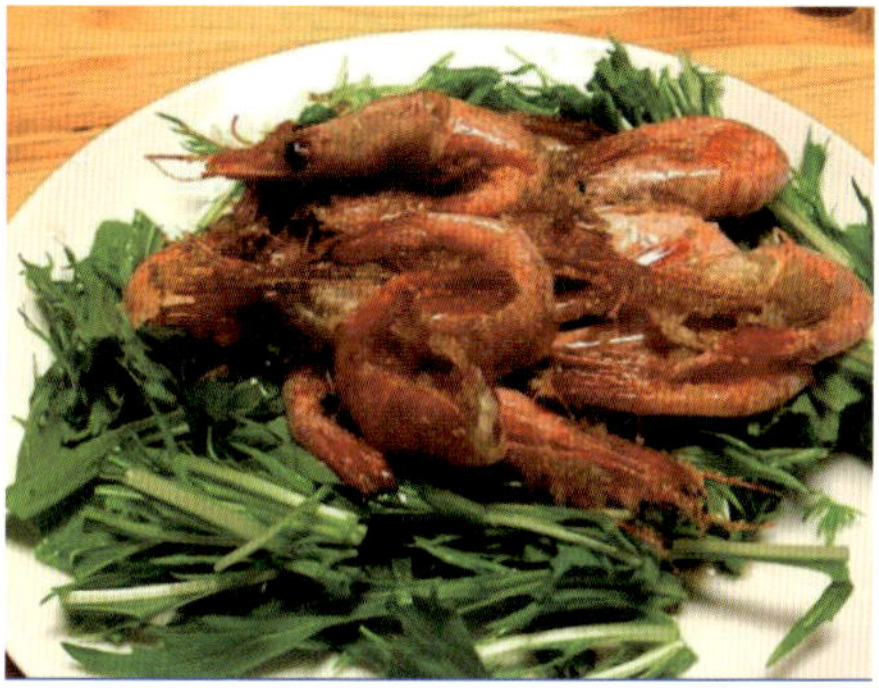

①甘エビを水でさっと洗う

②ペーパータオルで水気を取る

③片栗粉を薄くまぶし米油大さじ３で炒める

④水菜をざく切りにして皿に敷いて盛りつけ、ポン酢をかけて出来上がり

甘エビには抗酸化物質のアスタキサンチンが豊富に含まれています。

豆腐マヨネーズ　玉子の代わりに豆腐を使ったマヨネーズ

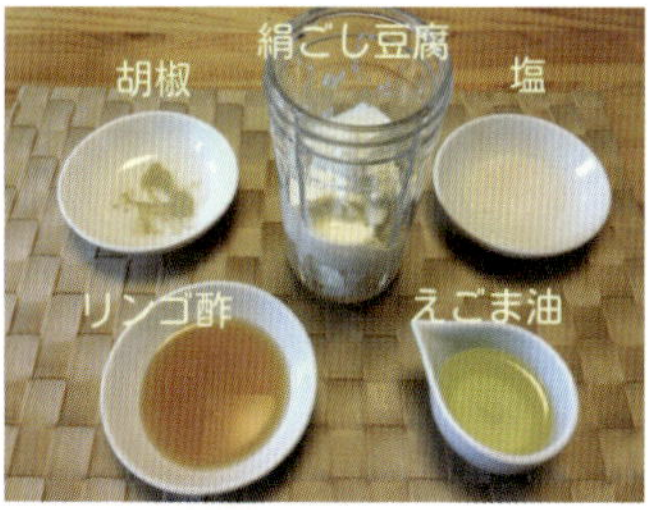

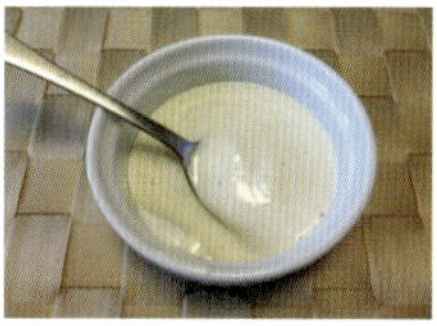

味や固さはお好みで調節して下さい

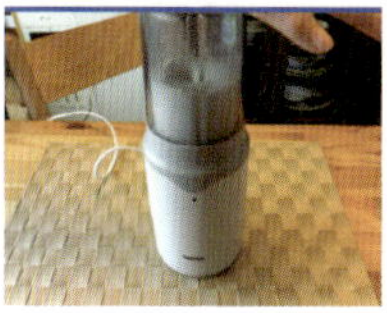

全ての食材をミルサーに入れ
1〜2分攪拌します。

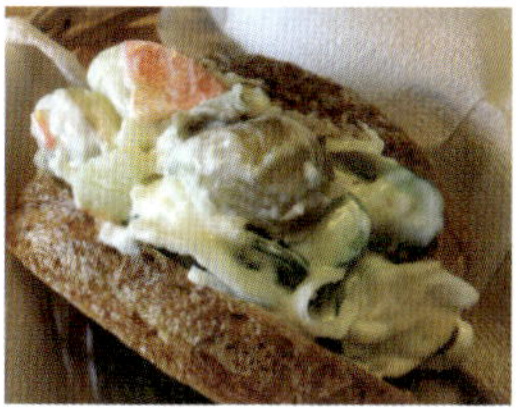

豆腐マヨネーズを使った
ポテトサラダのサンドイッチ

亜麻仁油を使ったカルパッチョとパスタ

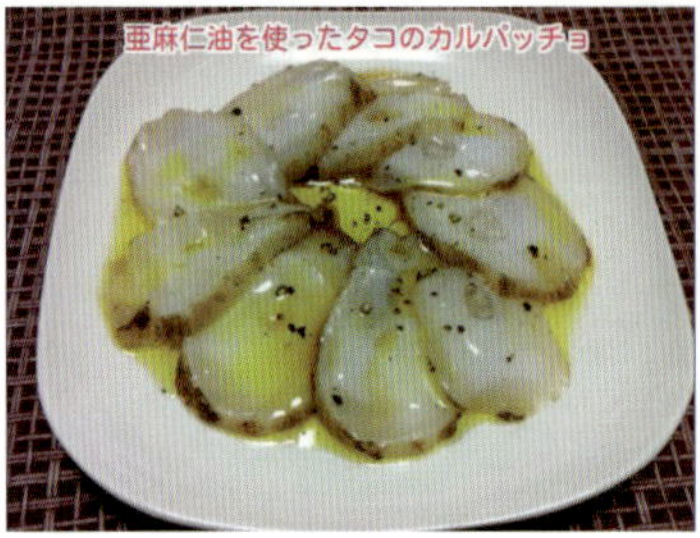
亜麻仁油を使ったタコのカルパッチョ

生ダコ・塩・黒胡椒・亜麻仁油

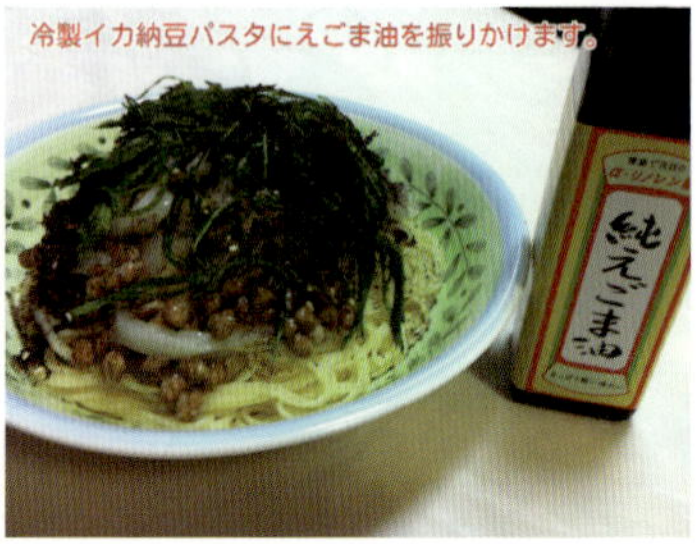
冷製イカ納豆パスタにえごま油を振りかけます。
純えごま油

えごま油を振りかけた冷製パスタ
イカと納豆の冷製パスタにえごま油を振りかけていただきます。

全卵マヨネーズ

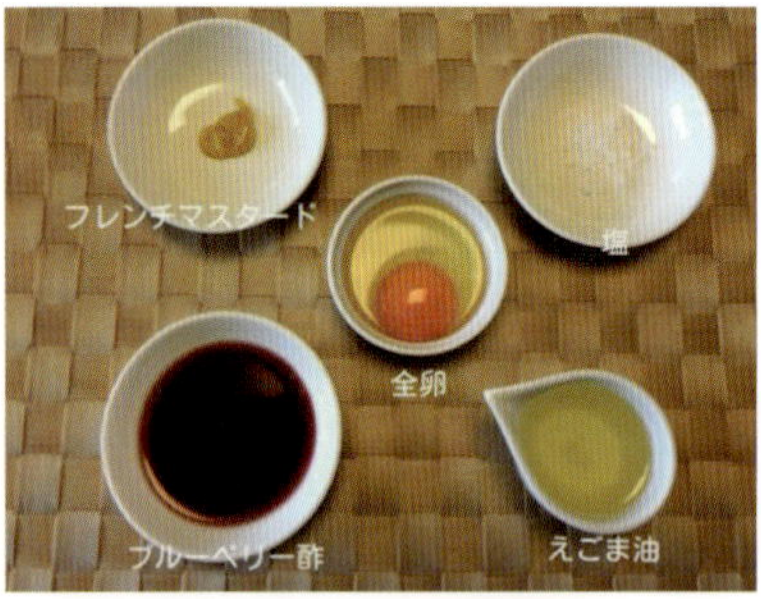
フレンチマスタード
塩
全卵
ブルーベリー酢
えごま油

全卵・フレンチマスタード・塩・ブルーベリー酢（他のお酢でも可）・えごま油

味の調節はお好みで、我が家のマヨネーズを作って下さい。

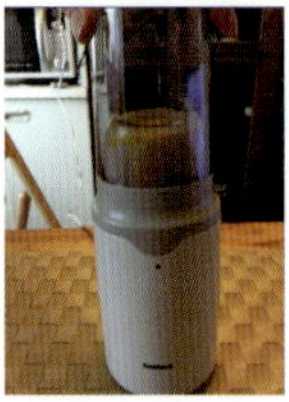

全ての食材を入れてミルサーで 1～２分撹拌します。

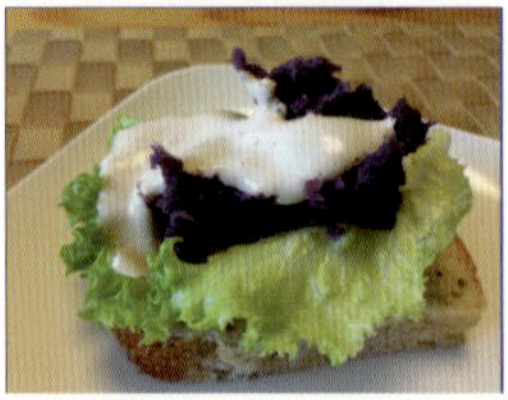

紫芋で作ったポテサラサンドにたっぷりとかけてみました。

オメガ３とアスタキサンチンが豊富なスモークサーモンの冷製パスタ

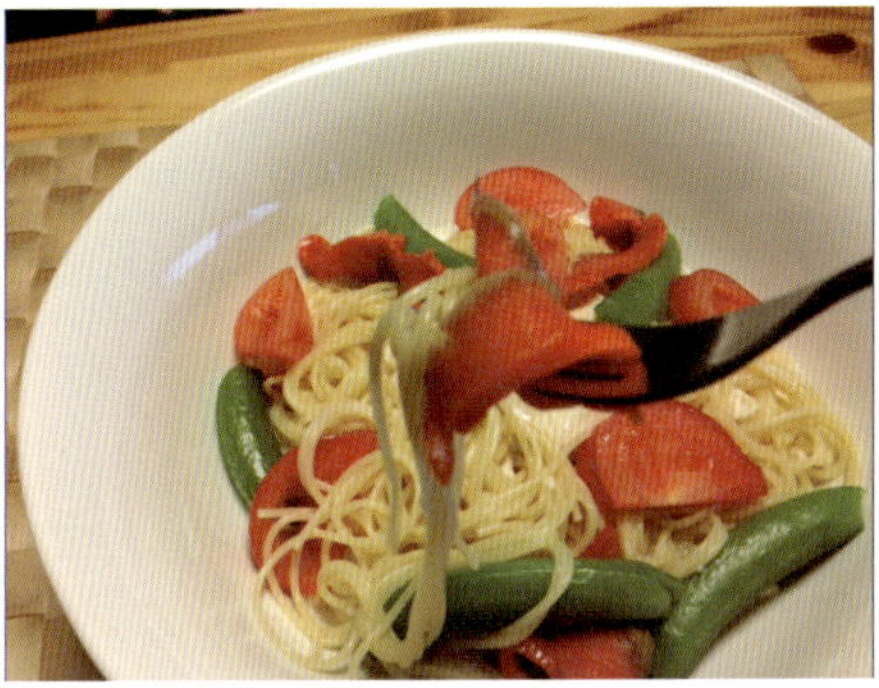

スモークサーモン・トマト・エンドウ豆・湯葉（市販の物）

パスタを茹で冷水で冷やし水を切り器に盛ります。

ゆでたエンドウ豆、トマト、湯葉、スモークサーモンを乗せ和えていただきます。

亜麻仁油又はえごま油をかけるとよりしっとりとします。

＊同じ材料で暖かいパスタも出来ます。その場合はオリーブオイルをかけます。

＊スモークサーモンに塩が利いているので特に味付けはしませんが、お好みでブラックペッパーなどを。

DHA・EPA たっぷり！サバサンド

本場トルコではバケットに挟みますが、今回は全粒粉パンで作りました。

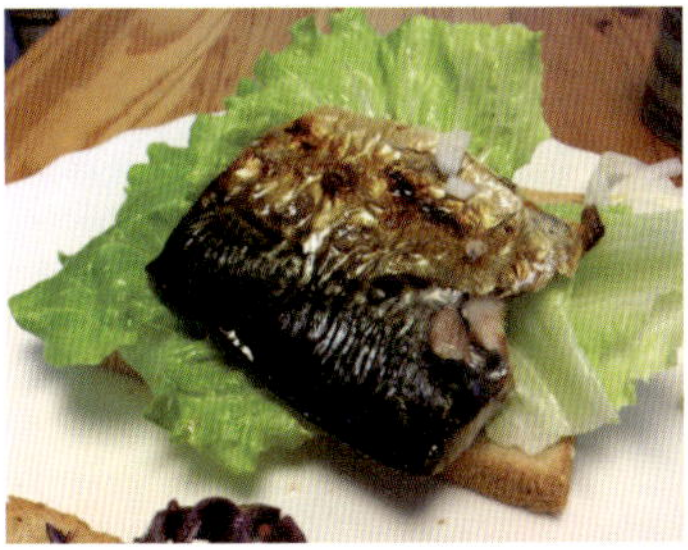

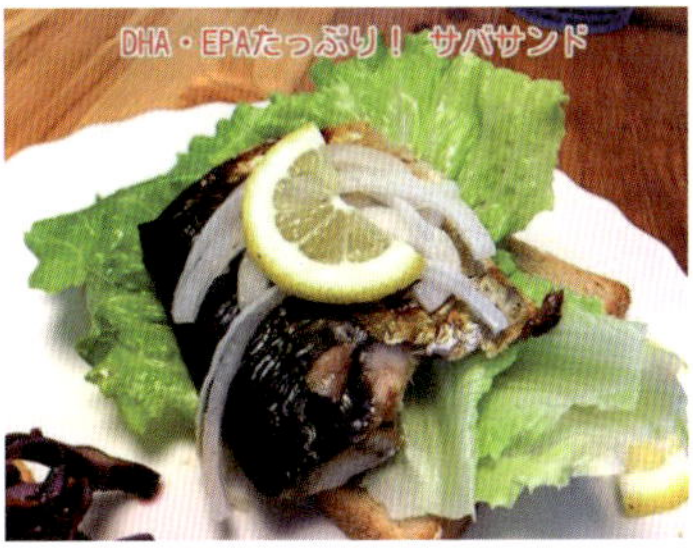

①パンにレタス、焼いた塩鯖（生の場合は塩焼きにします）をのせます。
②その上に生の玉ネギをのせ薄いレモンスライスかレモン汁をかけて出来上がり。

一見ミスマッチのようなサバサンドですが、日本人にもなじみ深い食材でとっても美味しいサンドイッチが簡単料に出来ます。

「DE-OIL」でキレイになるより引用　http://www.de-oil.com/

ノンオイルな健康食　日本の伝統食

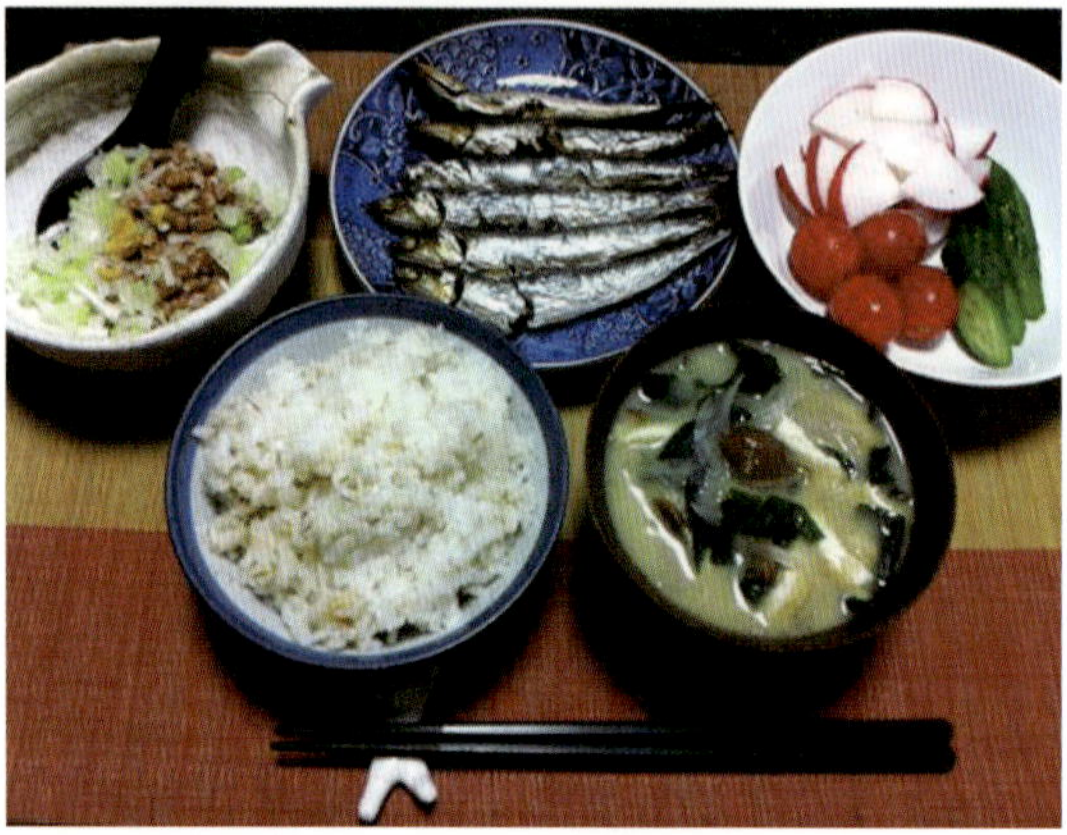

◉娘がアトピー治療のDE-OIL食をしていた時はノンオイ食も心がけました。

鯖缶の冷製ノンオイルパスタ

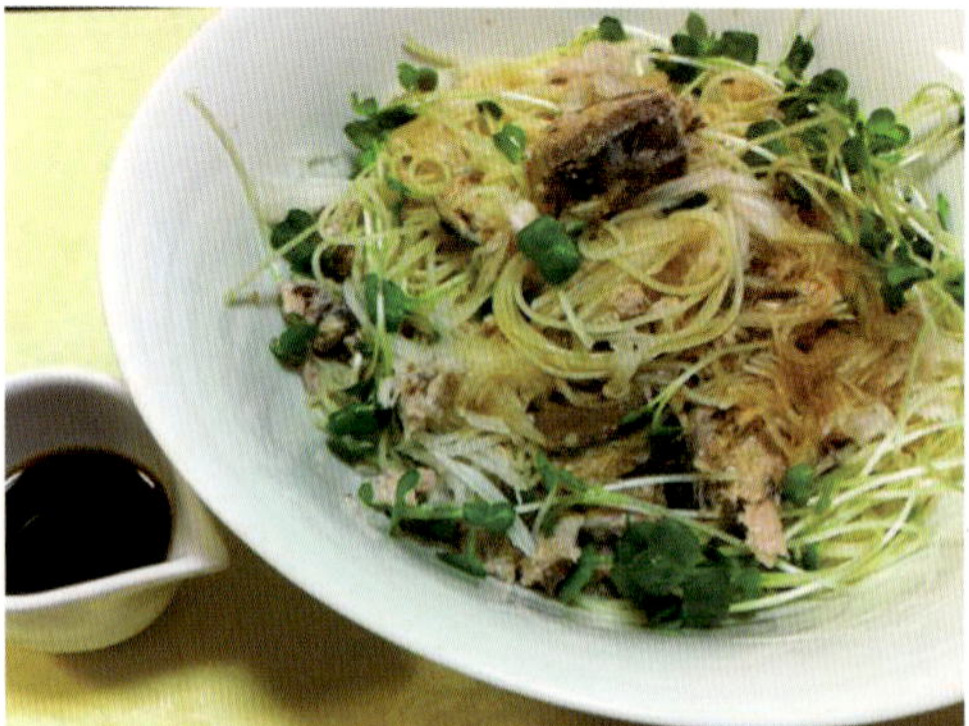

鯖の水煮缶・大根・カイワレポン酢でいただきます。
●鯖の味噌煮缶の場合はポン酢は要りません。砂糖が入っている。

（林 裕之・葉子ご夫妻提供）

◎アトピー性皮膚炎が治りました

肘の内側

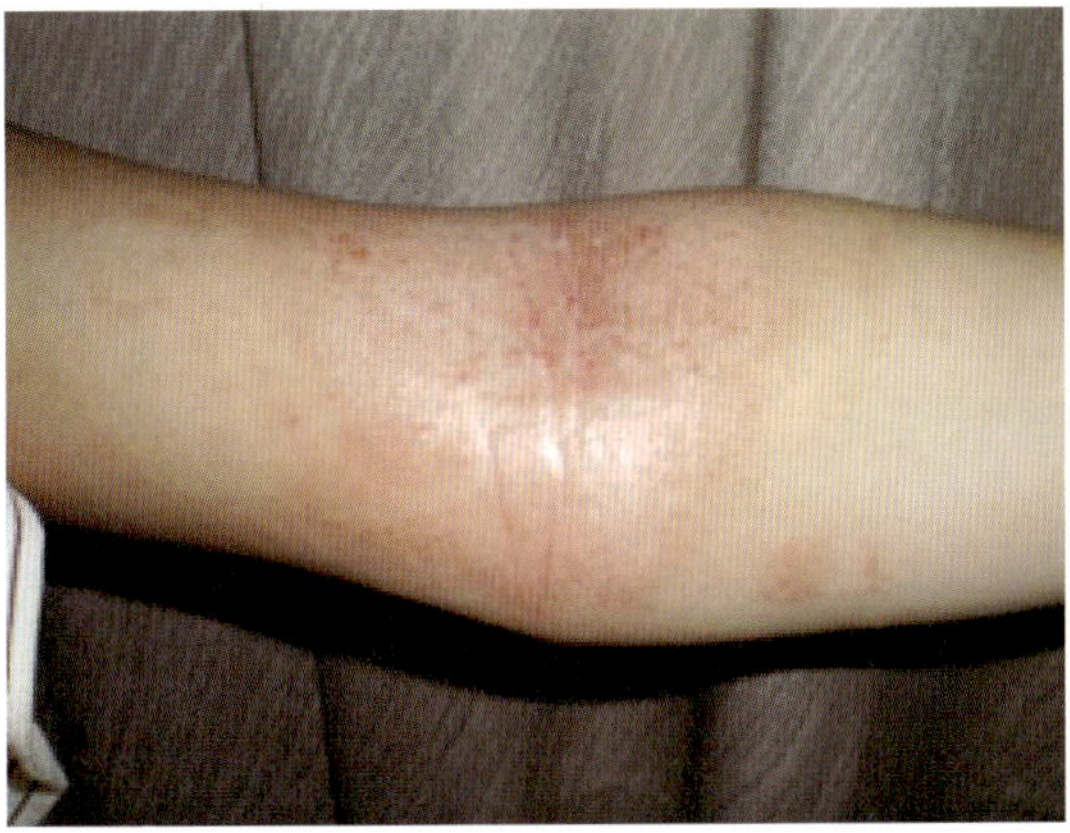

ピーク時

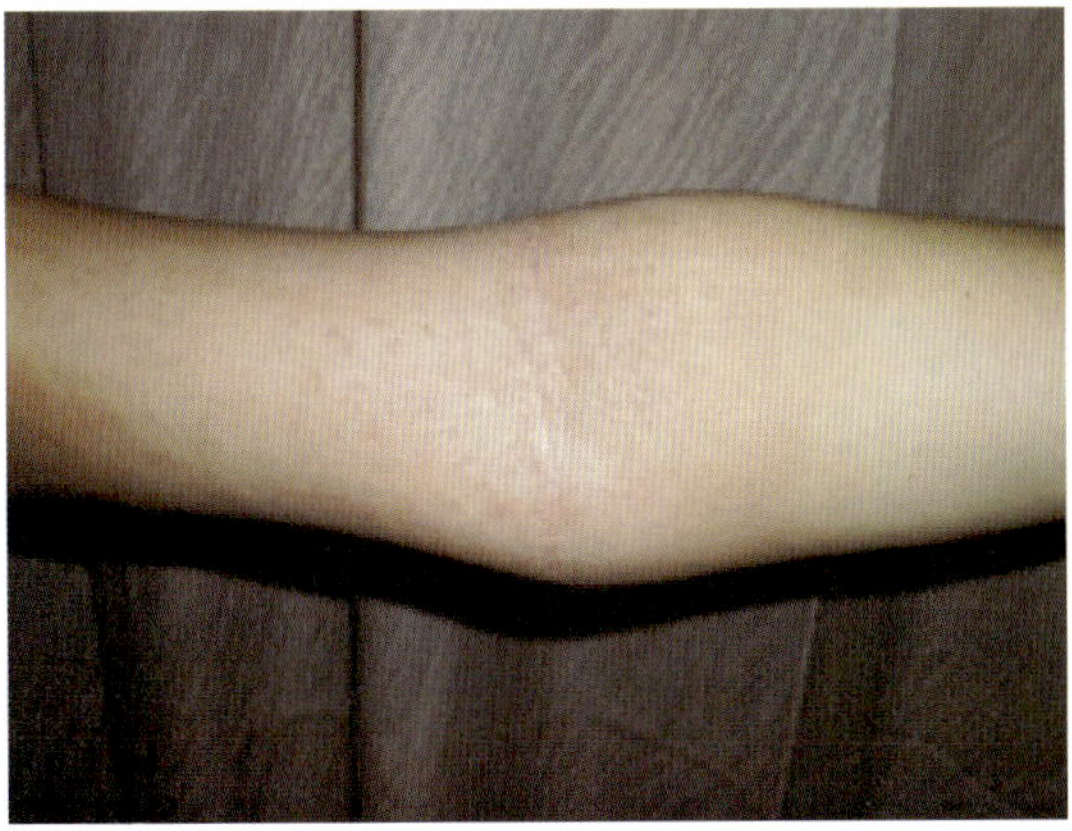

３週間後

（林　裕之氏提供）

◎アトピー性皮膚炎が治りました

（林　裕之氏提供）

脇の下

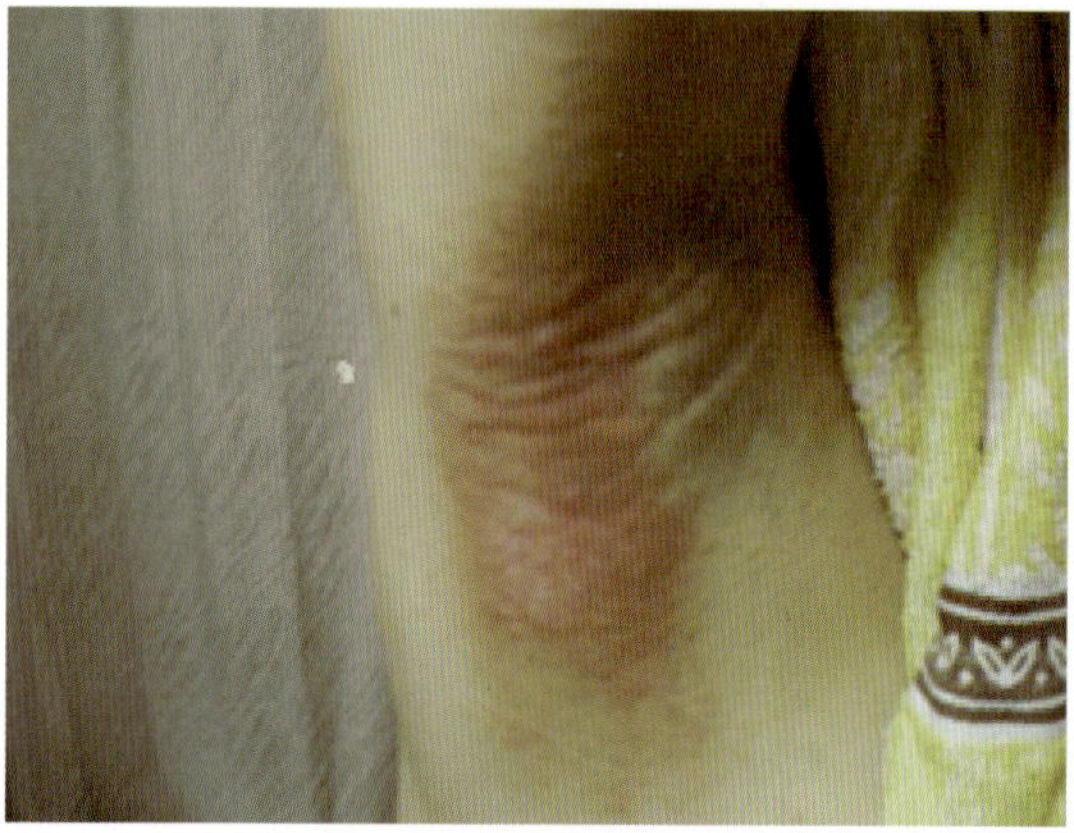

ピーク時

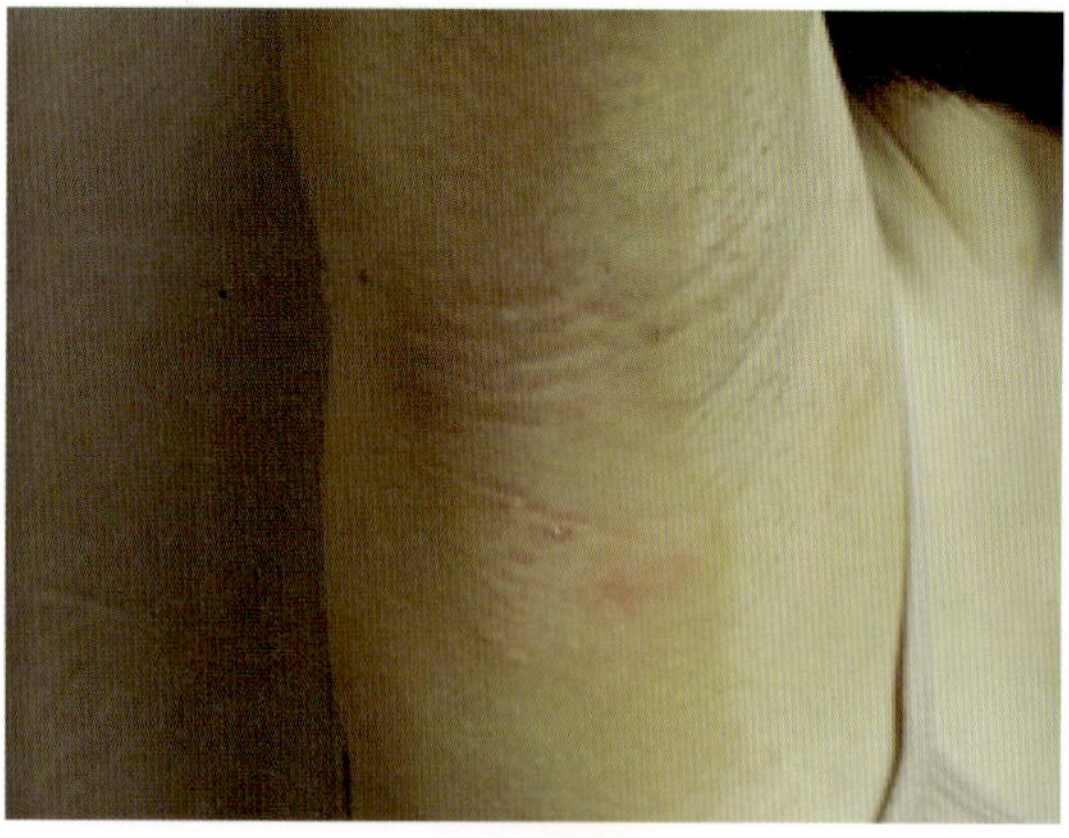

1か月後

◎アトピー性皮膚炎が治りました

ひざの裏

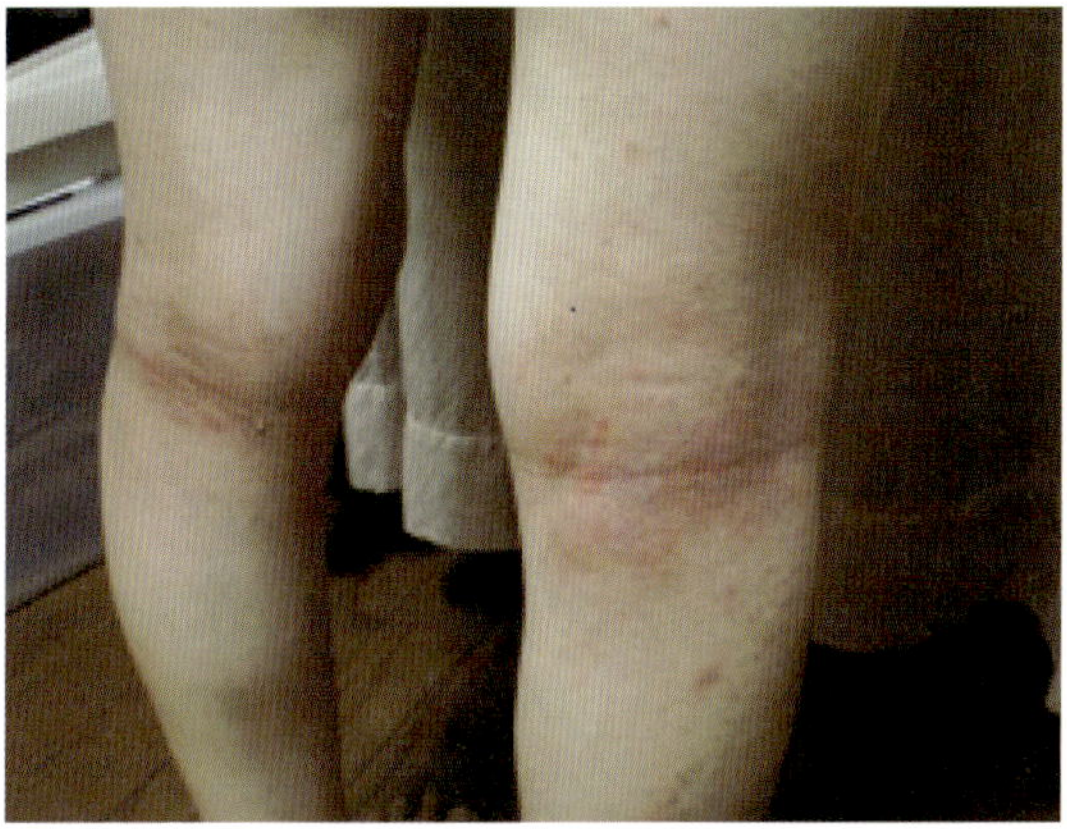

ピーク時

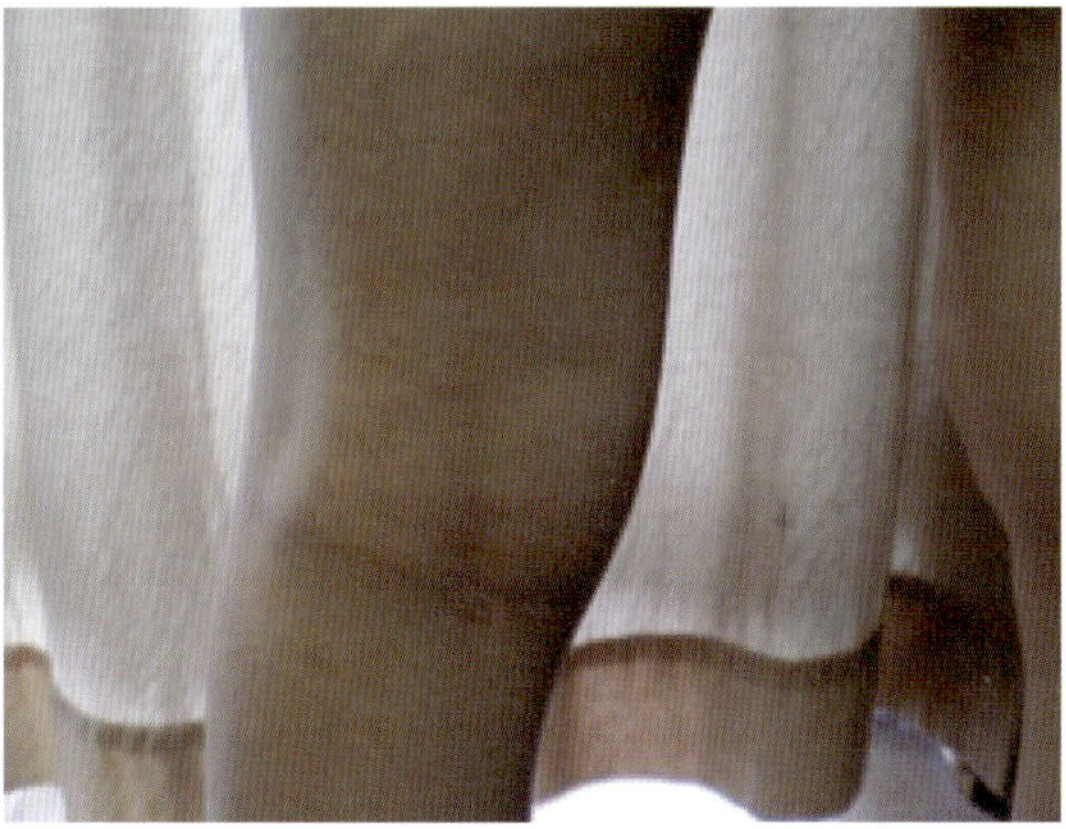

1か月後

（林　裕之氏提供）

第8章　食用油を選ぶ原則

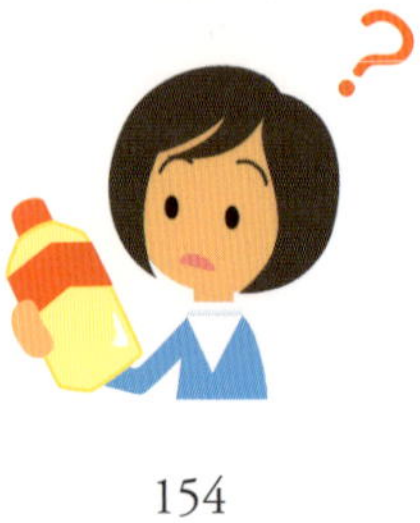

1 リノール酸が多いものは避ける

食用油には、「リスクゼロをどこまで求めるか？」という問題がたえず付きまといます。食用油に限らず食品全体に言えることですが、あらゆる食品に完全に無害なものなどは、ありません。

「いろんな食品をまんべんなく食べろ」というのは、実は1種類の食品に限定するとリスクが増えるので、多種多様にすることでリスクをできるだけ分散し最小化しようというこころです。

サラダ油の原材料となる菜種や大豆、とうもろこしなどはアメリカから輸入されるものが大部分を占めますが、アメリカ産のものには除草剤や微生物・抗生物質耐性の遺伝子が組み込まれている、いわゆるＧＭＯ（遺伝子組換え体）のものが多いのは先に述べたとおりです。

組換えられた遺伝子そのものは人体に影響ありませんが、問題は新規の遺伝子によってできた、人類にとって馴染みがない蛋白質が人体に摂りこまれた場合に、アレルギーやガンを引き起こす可能性があるという潜在リスクです。これについては、絶対に安全であると言う科学的な裏付けはなされていません。

菜種や大豆、とうもろこしなどはアメリカなどの生産国で干ばつ被害さえなければ、大型船で大量に輸入することができます。そして、大規模製油工場で安価なサラダ油を大量に作ることができます。１リットル入りのペットボトルに入ったキャノーラ油や大豆油が２００～３００円程度の激安の値段で買えるというのは、消費者にとっては大きな魅力です。

しかし、ここに大きな落とし穴があるのです。

サラダ油にはたとえ微量であっても、ヘキサンという化学溶剤が必ず残存し

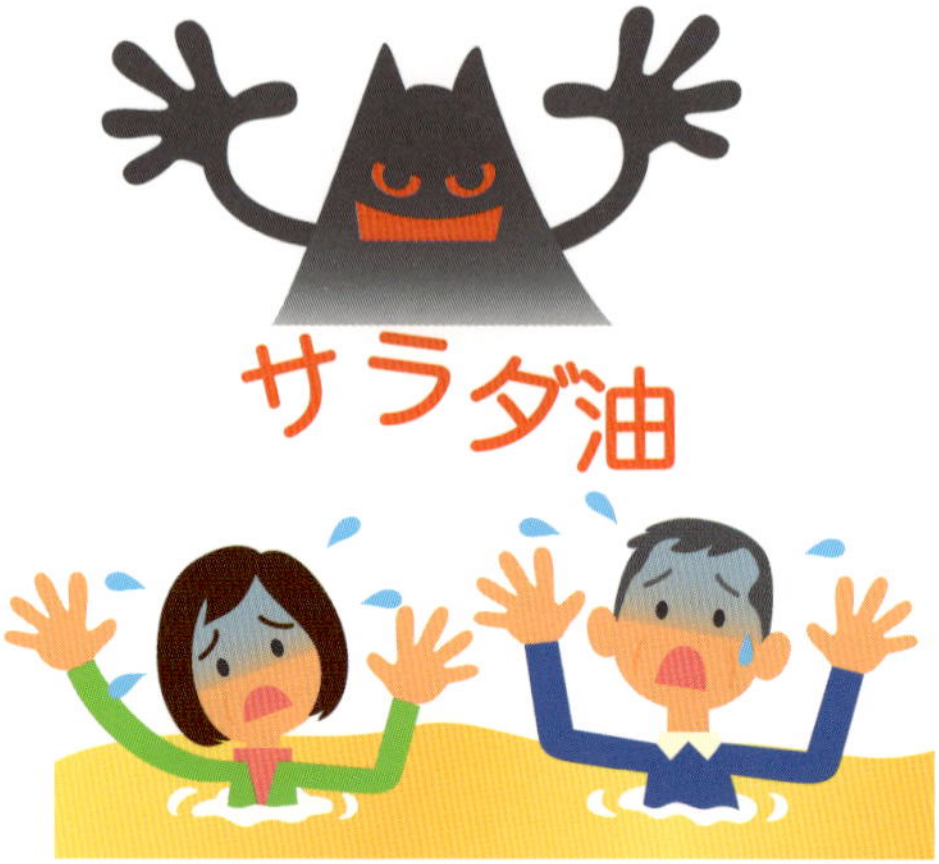

サラダ油は頭（心）も体もダメにする。
とり返しがつかなくなる前に良い油を
選びましょう！
低温で搾った油がベストです！

ています。しかも、この残量を1ppm以下に落とそうとするなら、製油メーカーは高熱処理による精製をしっかり行っているはずです。

工場での高熱処理によって、菜種や大豆、とうもろこしに含まれるリノール酸はしっかり酸化され、一定量のヒドロキシノネナールという、神経細胞にとって有害な物質ができています。つまり、ヒドロキシノネナールという有害物質が出来てしまうことは、溶剤による油の抽出を行う限り、宿命的に避けられないサラダ油の欠陥なのです。

このサラダ油の「安さ」と「味」に私たちは余りにも慣らされて来ました。最初から有害物質が混入しているものをさらに再加熱することで立派な神経毒と化しているのに、それに気付かなかったのです。このサラダ油が人体に炎症やガンをひき起こし、その加工品はトランス脂肪酸を含んでいるので体の重要な臓器に様々なダメージを起こしたり、動脈硬化の原因となるという批判があったにもかかわらず、サラダ油の消費は伸び続けました。

しかし、発達障害や情緒障害、うつ病、認知症などの「こころの病気」が増え続けている今日、サラダ油のリスクについて冷静に考え直さないといけないのではないでしょうか。

「激安のキャノーラ油や大豆油が、私たちの脳に取り返しのつかないダメージを与えているのではないか・・・」と。

2 食用油は使い分けが大事！

食用油は基本的には何ヶ月も保存して使用するものではありません。魚や野菜と同様に生鮮食品と考えた方が良いでしょう。

揚げもの料理に使う油は2～3ヶ月以内に、カルパッチョやドレッシングに使う油は1ヶ月程度で消費する分量を購入するのが賢明です。半ダースも買い置きしておくのは、愚の骨頂です。揚げもの料理用の油と炒めもの料理、それに、カルパッチョやドレッシングに使う油は区別して買うのが賢いやり方です。

ちなみに、我が家ではフライには米ぬか油、天ぷらにはゴマ油、カルパッチョやドレッシングにはえ

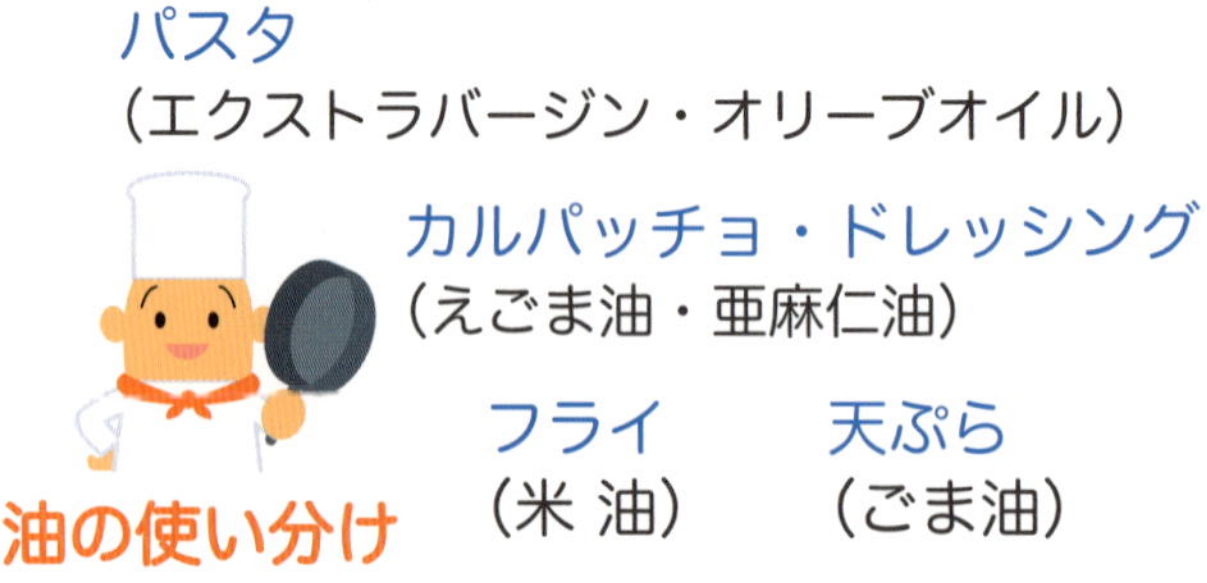

ごま油か亜麻仁油、パスタにはエクストラバージン・オリーブオイルといった風に使い分けています。

基本的にヘキサンを使って化学的に抽出した油は絶対に使わず、「低温圧搾」した、「一番搾り」のものを選ぶようにします。物理的に搾り出す油は一気に大量生産できないので、当然、値段が高い。しかし、薬や健康食品に毎月５千円のお金をかけるくらいなら、食用油に毎月５千円程度の投資をした方が健康効果も良く、はるかに得です。一月に５千円であると、一年に６万円が食用油代となりますが、これこそ「医食同源」ということです。

「揚げもの料理用の油」には、低温圧搾の米ぬか油か、ゴマ油が最適です。揚げ物を週に何回食べるかで随分違ってきますが、５００ccか１リットルの瓶入りのものがお勧めです。

安めの米ぬか油は、問題の化学薬品ヘキサンを使っているのでなるべく避け、ゴマ油は焙煎してあるものは避け、低温圧搾したものにしましょう。ただし、家族に胡麻アレルギーの人がいる場合は、使用しないでください。

フライパンや揚げ物鍋は基本的に鉄や銅、真鍮で出来たものは避けた方が良いでしょう。これらの金属でリノール酸の酸化が強められ、毒物のヒドロキシノネナールが発生しやすくなるからです。

「油要らずで健康的」という宣伝文句の、表面がダイヤモンドとチタンでコーティングされたものがお勧めです。フッ素樹脂加工のものは火力や塩分でコーティングがはがれてしまうので、残念ながら意味がありません。1〜2万円する高い買物になりますが、頻繁に使用するものなので投資しておくと良いでしょう。

焼き飯や焼きそば、野菜炒め、目玉焼きを作る場合は、エクストラバージンのオリーブオイルを使います。オリーブ油は、種類も多く、玉石混淆なので注意が必要です。ピュアバージン・オリーブオイルは所詮2級品なので使わないようにしてください。エクストラバージン・オリーブオイルは180〜250

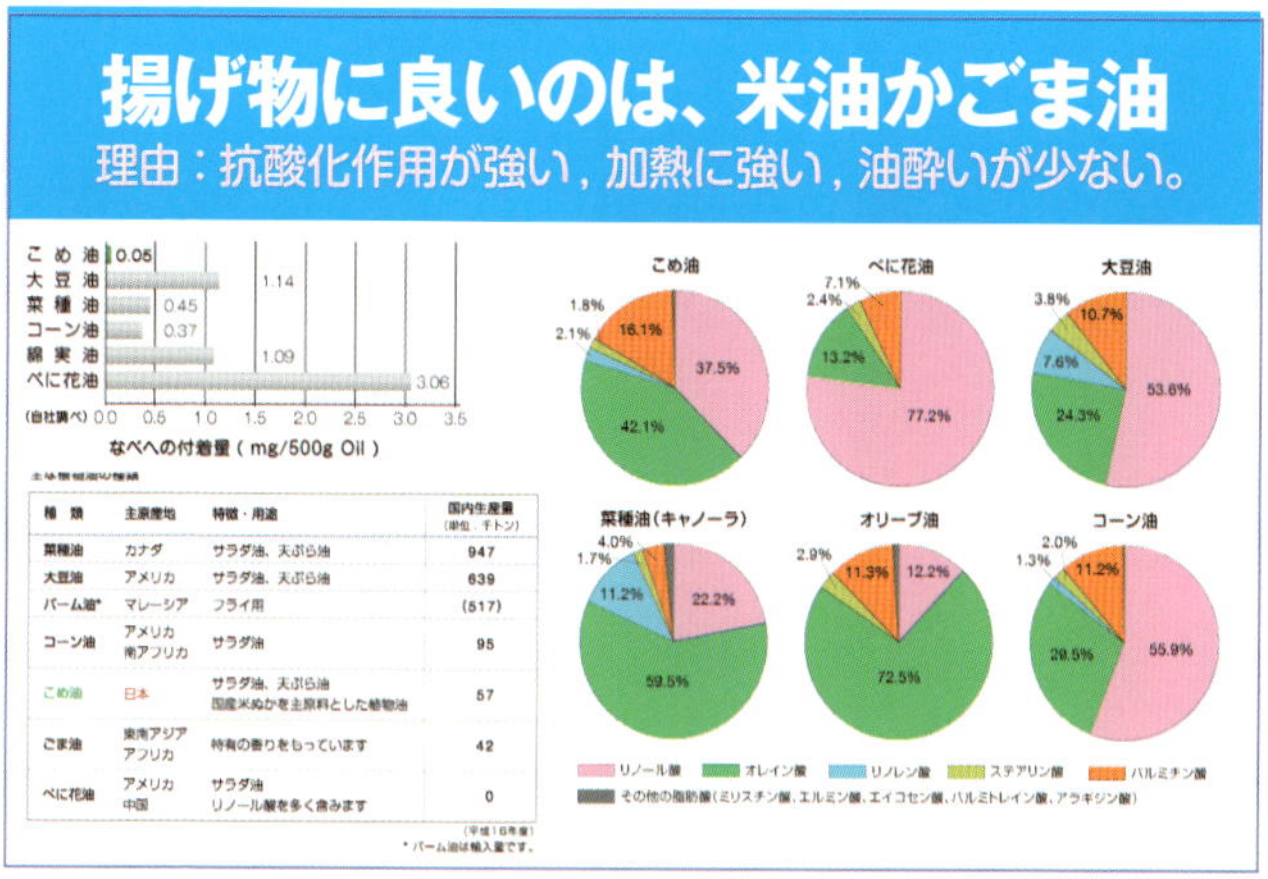

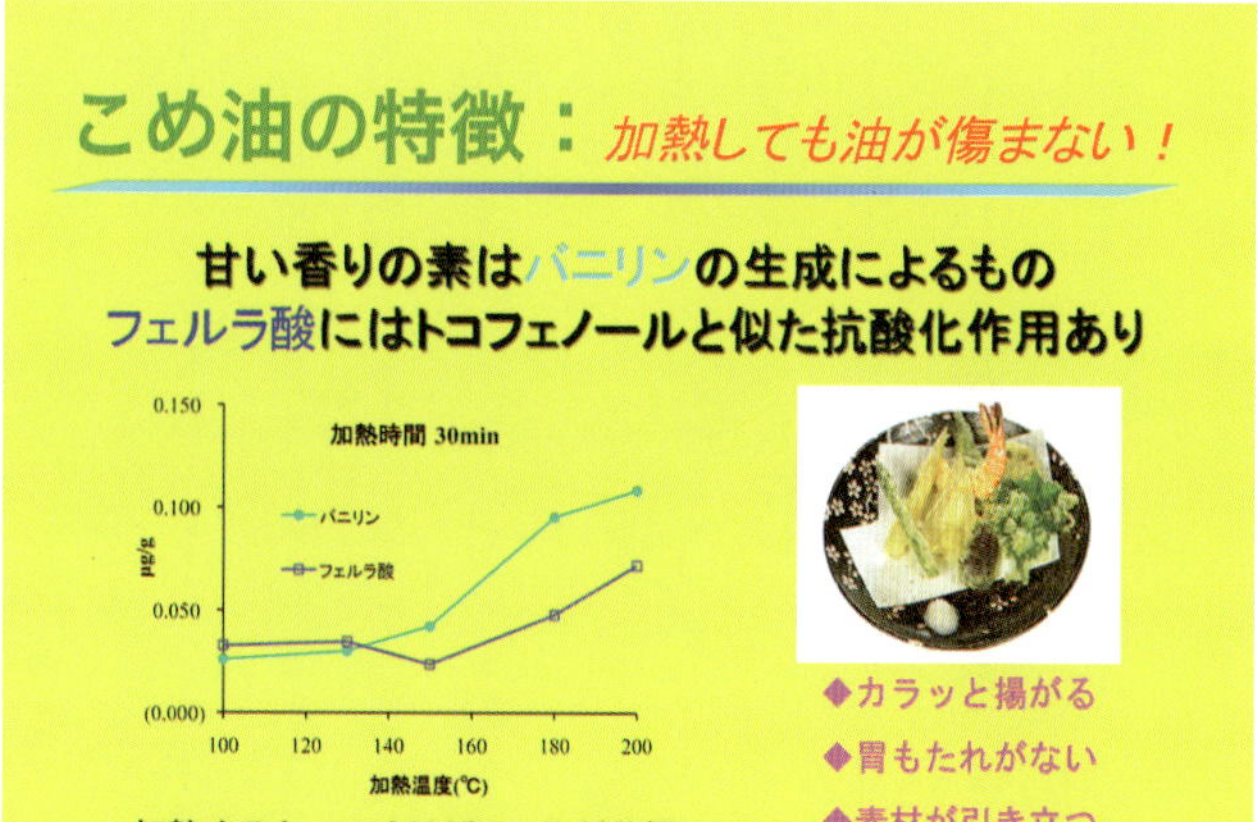

「三和油脂株式会社 HP より引用」http;//www.sanwa-yushi.co.jp

ccのグリーンのガラス瓶入りのものを買うようにします。1ccが10円程度のものであれば、まず大丈夫です。

たとえば、イタリアのトスカーナ地方のエクストラバージン・オリーブオイルなどは搾り取って瓶詰めされてから10日以内に日本に空輸されて来ますが、このようなものが最高です。賞味期限が1年以上も先になっているものは避け、せいぜいで半年以内のものを買うようにします。出来たてのものを買って、早めに使い切り、次の新しいものを買うのが秘訣です。

エクストラバージン・オリーブオイルはカルパッチョやドレッシングにも向いていますが、オリーブの香りが苦手の方は、もっと香りが少ないえごま油や亜麻仁油をお勧めします。高級なものは1ccが20円もしますが、1ccが10円程度のもので十分です。100ccか200cc程度の小さな瓶を買って、1ヶ月で使い切るのが良いでしょう。亜麻仁油はカナダのアルバータ州で作られたものが最高級品です。

えごま油や亜麻仁油は、毎朝生ジュースやみそ汁に小さじ1杯入れて飲んだり、ヨーグルトや豆腐、納豆、サラダ菜、温野菜などにかけて食べるのも、美味しく大変健康的です。

3 食用油の選び方

〈食料油を購入する際の注意点〉

・「低温圧搾」または、「一番搾り」と書いてあるものを選ぶ。
・ペットボトルよりは、色付きのガラス瓶入りのものを選ぶ。
・その年に搾られたもので、賞味期限ができるだけ短いものを選ぶ。
・分量は、自分と家族の使用量を考えて、1ヶ月以内に使いきれる程度にする。
・成分表を見て、リノール酸の含有率が高いものは基本的に避ける。
・成分表に植物性油脂とか食用植物油としか書いてないものは避ける。

・揚げもの、炒めもの、サラダ用と使用目的別に選ぶ。
・油専門店やデパ地下、インターネットで購入する。
・オリーブ油やえごま油、亜麻仁油などのプレミアムオイルは1ccが10円程度のものを小瓶で買う。
・「地産地消」の小規模メーカーのものが良い。
・一社の製品に偏らず、いろんなメーカーのものを交互に使う。
・ビタミンEやγ‐オリザノールなどの抗酸化成分が多いものを選ぶ。

基本的にペットボトル入りの食用油は粗悪品であると思って、まず間違いありません。食用油は光に弱いのですが、それを安全な状態で消費者に届けようというメーカーの良心が感じられないからです。油は光や熱に弱いので、できるだけガラス瓶入りのもの、そして、透明なものよりは濃緑色や茶褐色の色付きのガラス瓶入りのものを選びましょう。

よく注意して見ると、良心的なメーカーの製品はびんの中に残った空気による油の酸化すら避けるため、液面がふたのぎりぎり近くまで来ています。食用油というのは、それほど繊細な食べものなのです。

香りにはそれぞれの油に特徴があり、人によりどうしても好き嫌いがあるので、専門店やデパ地下などでいくつか買って試してみるしかありません。欧米には、店頭に試食サンプルを置いてある専門店もありますが、日本ではこのようなサービスをしてくれる店は例外的です。インターネットが最も理想的なショッピング法です。

「大量に使う揚げもの油は１cc が２～３円、それ以外の少量しか使わない油は１cc が10円程度のもの」

と考えておけば良いと思います。

揚げものの場合は自分が選んだ油の評価がしやすい。たとえば、良い油は、揚げている最中に煙をかいでも油酔いするような不快感がなく、鍋にこびりついたり油自体が汚れてできる酸化物が少ない。しかも食べるとカラッと揚がっており、油っぽさが無く、食材の持ち味や風味がしっかり残っている。もちろん、お腹がもたれたり、ゆるんだりすることはありません。

炒めものでも同様です。焼き飯や焼きそばなどがしつこくなくもたれない。エクストラバージン・オリーブオイルの場合、好みにより瓶の中にあらかじめ唐辛子やニンニクを入れておくと、炒めものの味が引き立ちます。もちろん、フライパンに引いたエクストラバージン・オリーブオイルであらかじめスライスしたニンニクを炒めておいて、その中に食材を投げ込んでもおいしい。

揚げ物や炒めものに良質の油を使い出すと、だんだん、外食産業やファストフードで使われている劣悪な油が気になってくると思います。

禁煙した人が他人の吸う煙草の煙を気にし始めるのに似ています。良い油が

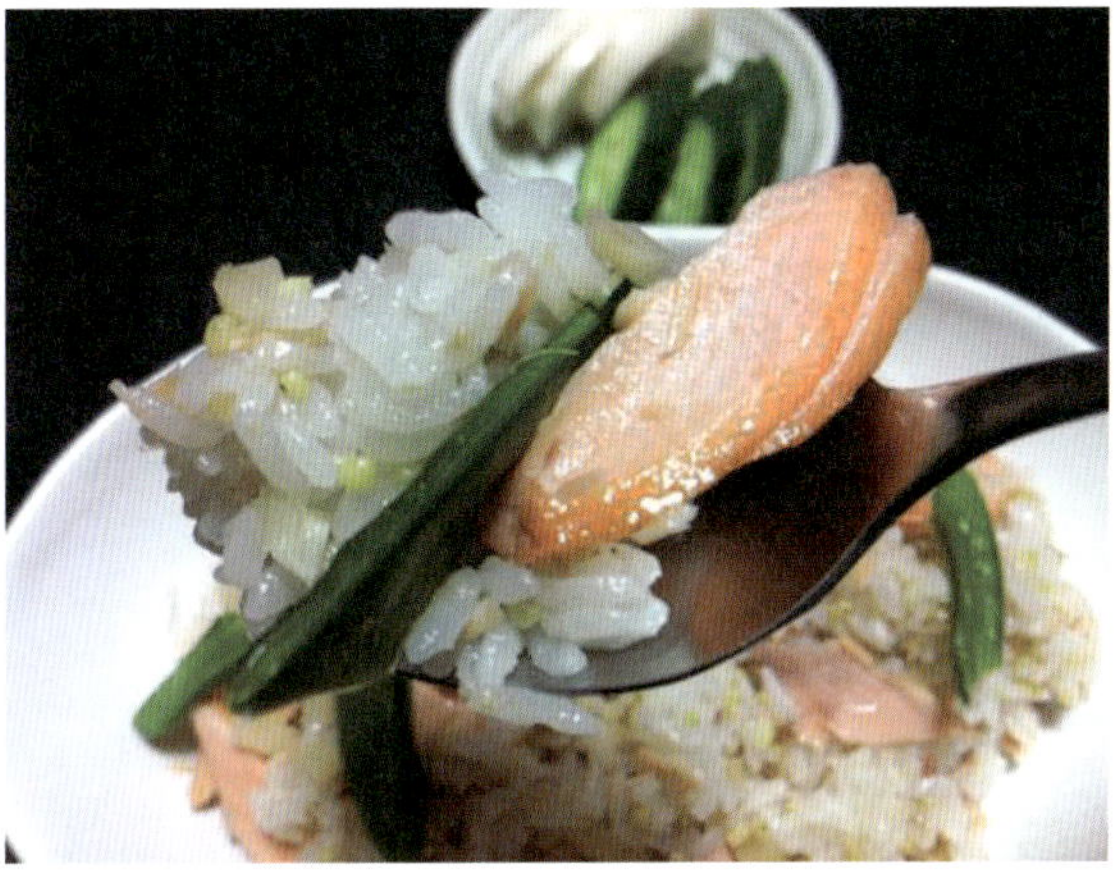

米油で炒めた鮭のチャーハン

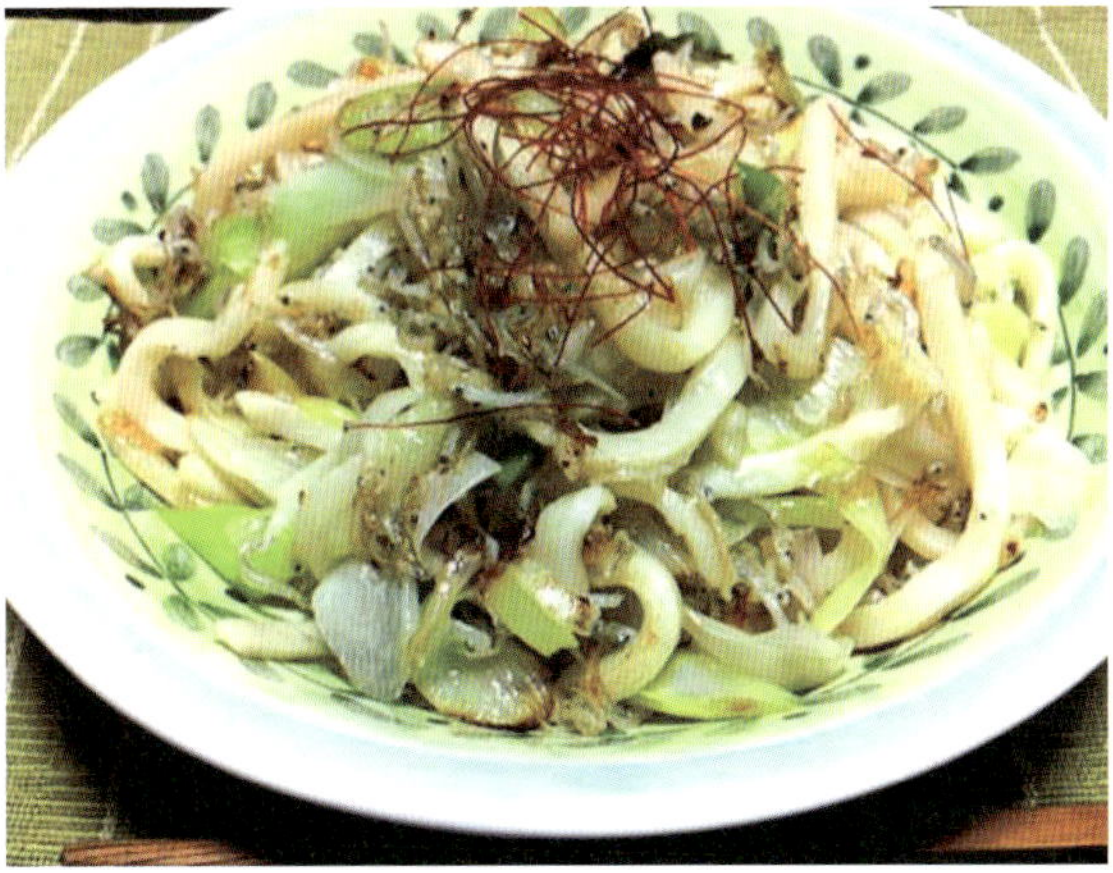

米油で炒めた焼きうどん

「DE-OIL」でキレイになるより引用　http://www.de-oil.com/

健康に良いことを知って、初めて、悪い油が健康を害することがわかるのです。

日本人は刺身をわさびや生姜で食べることが多いけれども、えごま油や亜麻仁油に醤油を加えたドレッシングでカルパッチョを作っても大変おいしく頂けます。この場合は、魚と油の両方でαリノレン酸を摂取していることになり、「賢脳」のためにとっても理想的です。

食用油を選ぶコツ

◎「低温圧搾」または、「一番搾り」と書いてあるものを選ぶ。
◎ペットボトルよりは、色付きのガラス瓶入りのものを選ぶ。
◎その年に搾られたもので、賞味期限が可及的短いものを選ぶ。
◎分量は、自分の使用量を考えて、1ヶ月以内に使いきれる程度にする。
◎成分表を見て、リノール酸の含有率が高いものは基本的に避ける。
◎成分表に植物性油脂とか食用植物油としか書いてないものは避ける。
◎揚げもの、炒めもの、サラダ用と使用目的別に選ぶ。
◎油専門店やデパ地下、インターネットで購入する。
◎「地産地消」の小規模メーカーのものが良い。
◎一社の製品に偏らず、いろんなメーカーのものを使う。
◎ビタミンEやγ-オリザノールなどの抗酸化成分が多いものを選ぶ。

第9章
マヨネーズやドレッシングは手作りする

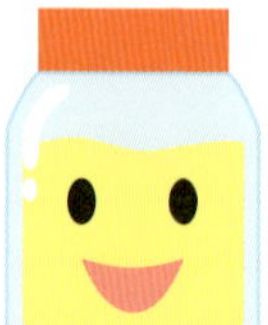

1 美味で健康的なマヨネーズの作り方

マヨネーズを手作りする際に気をつけなければならないのは、酢と油とは分離してしまうので、直接に触れさせないことです。つまり、卵黄と酢を混ぜ合わせ完全に一体化させてから、油を少しずつ加えることで、酢と油とをしっかりと馴染ませる事がポイントとなります。

まずは、「卵黄→酢→油」の順番を頭に入れておきます。

卵は冷蔵庫から早めに出して、室温に戻しておきます。水気のないボールに1個分の卵黄を取り、大さじ半分の酢（レモン汁やすだち汁でも可）と小さじ4分の3の塩と少々の胡椒を入れ、泡立て器で攪拌します。お好みで、からし

米油マヨネーズの作り方

材料　卵（早めに冷蔵庫から出して室温に戻す）
酢・塩・胡椒

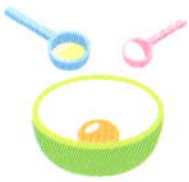

ボールに卵黄（お好みにより全卵でも可）を1個入れる。そこに酢大さじ1/2、塩小さじ3/4、胡椒少々を入れて、泡立て器でまぜる

お好みで、からし・マスタード・わさび・しょう油・明太子・七味唐辛子・チーズのいずれかを少々入れてもおいしい！

よく混ざったら、180ccの米油を少しずつ入れ、とろみが出るまで混ぜ続ける。
一気に油を入れると分離してしまうので注意！

生クリーム状になったら、酢大さじ1/2を追加し、混ぜあわせたら完成

冷蔵庫に入れておけば、1週間もちます。
市販のマヨネーズよりずっとヘルシーです！
ポテトサラダにピッタリです！

やマスタード、わさび、しょう油、明太子、七味唐辛子、チーズのいずれかを少々加えても結構です。

よく混ざり合ったら、１８０ccの油を慌てずゆっくり少しずつ加え、とろりとするまでひたすら混ぜ続けます。油を一気に入れると分離してしまって、悲しい結果になります。ゆっくり入れるのが難しいようなら、油を3～4回に分けて入れ、その都度10秒ほどかき回せばよろしいでしょう。ハンドミキサーがあると助かります。

油全部を入れ終わってからも辛抱強く混ぜ続けると、そのうちに生クリーム状になってきますので、最後に大さじ半分の酢を追加してかき混ぜます。

山嶋式簡単マヨネーズ作り

まず、容器に全卵1個と塩を小さじ半分、すし酢を大さじ1杯半、からしを小さじに半分、胡椒を少々入れてまず20～30秒撹拌します。そして米ぬか油をベースに、えごま油か亜麻仁油を、全体の3分の1の分量混ぜて、全部で200ccにした混合油を、フードプロセサーの蓋の小さな穴から攪拌しつつ10分かけて入れてゆきます。これでばっちりです。市販のマヨネーズのようにしつこくなく、しかもほど良い香りのマヨネーズができます。お好みでオリーブ油を使っても良いのですが、これは好みが分かれるかも知れません。

非常においしいので、ついつい食べ過ぎるくらいです。何につけて食べてもおいしいのですが、私の好物は温野菜につけて食べることです。フードプロセサーの容器や蓋にへばりついたものも野菜をこすりつけて食べると、後始末が楽になります。

残り物は翌朝パンにつけてトーストにすると、チーズでもないし、バターでもないし、とっても不思議な食感が味わえます。もちろんサンドイッチを作ってもばっちりです。

手作りのマヨネーズをパンに塗ってレタスとハムをはさめば、市販のものとは全然違うおいしいサンドイッチができます。

手作りマヨネーズのよさは、自分好みの味にアレンジできることです。しかし、つい食べ過ぎるので健康に良くないサラダ油は絶対に使わず、自分好みの安全な油を選ぶことが必要です。ハーブやスパイスなどを加えても、オリジナルのマヨネーズができます。

市販品は常温でも保存できますが、手作りのほうは冷蔵庫で保存するのが無難です。それでも酢や塩を控えめにしている手作りのマヨネーズは日持ちしないので、週の内に早めに使い切るのがポイントです。

マヨラー族は自分でマヨネーズを作ってみたらいかがですか。市販のものよりもちろん健康的で、はるかに美味なので、はまりますよ！

◉全卵マヨネーズ

材料：全卵・フレンチマスタード・塩・
酢（写真はブルーベリー酢）。亜麻仁油

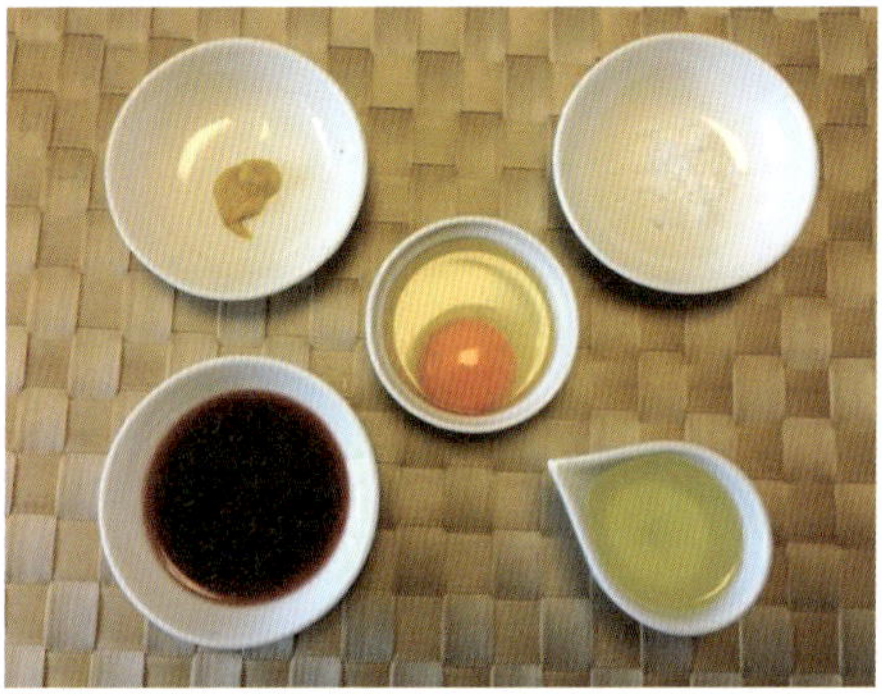

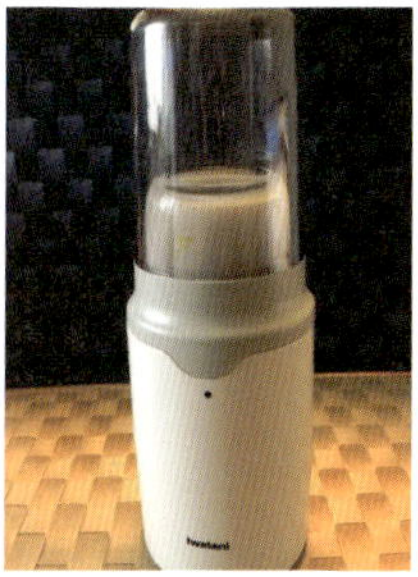

ミルサーで3分

（えごま油でもOK）

イカとほうれん草の冷製パスタに

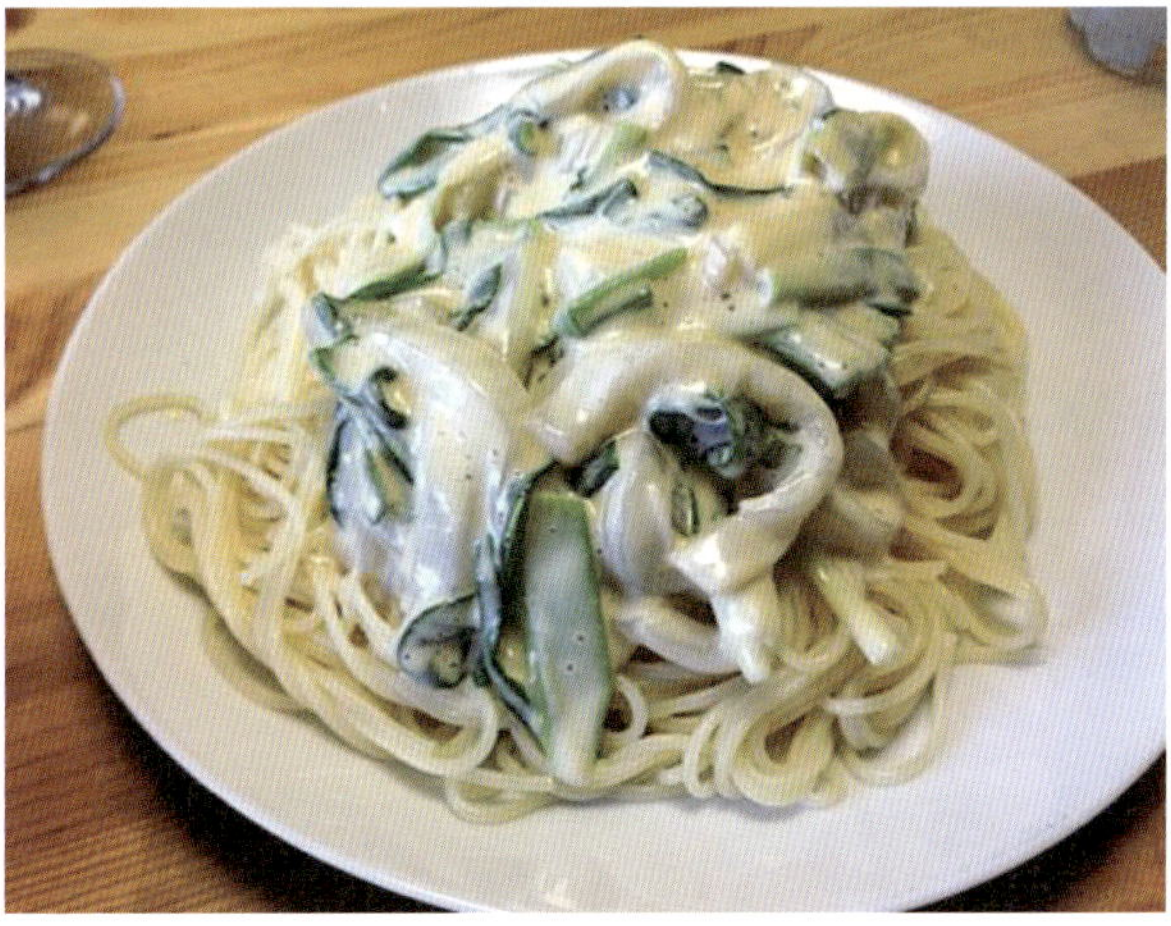

ショートパスタ（ファルファッレ）にも

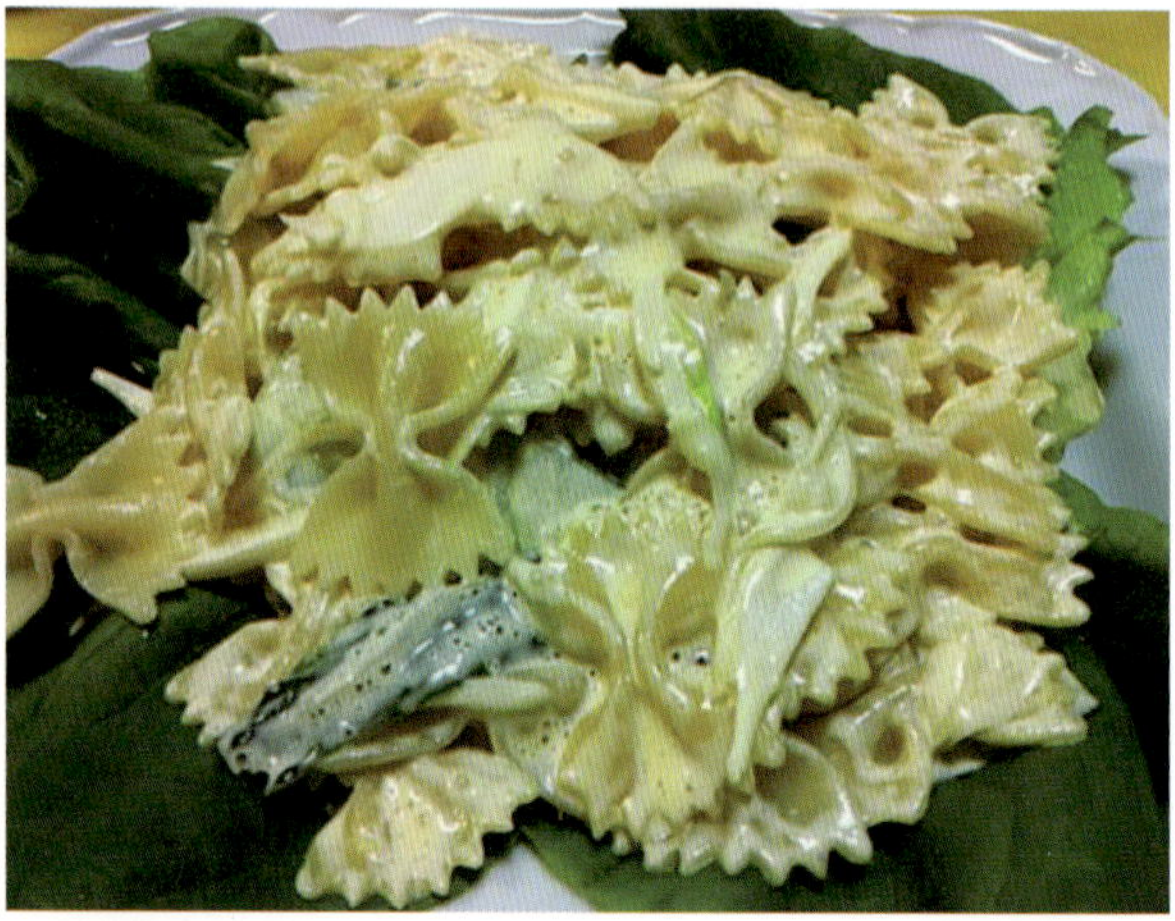

紫芋のポテトに

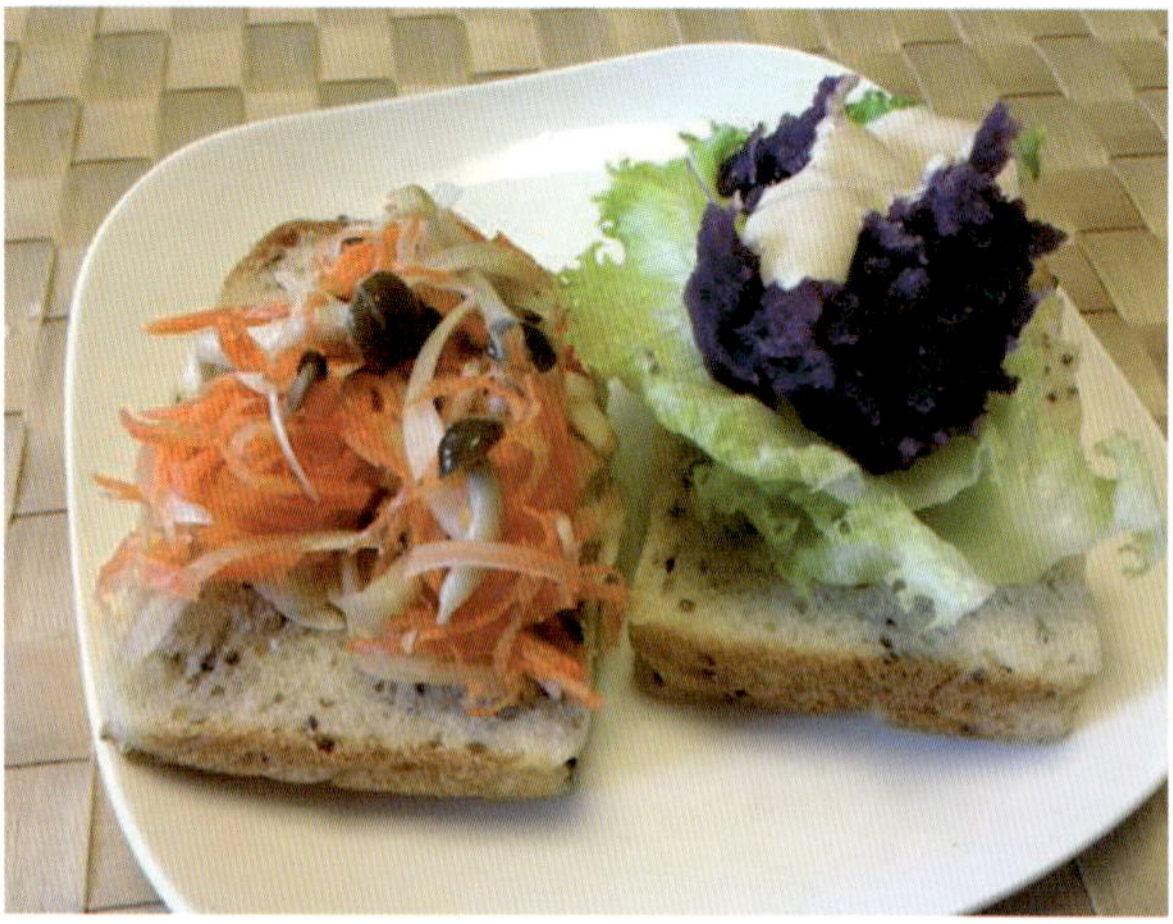

◉豆腐マヨネーズ

絹ごし豆腐・胡椒・塩・米酢・亜麻仁油（えごま油でもOK）

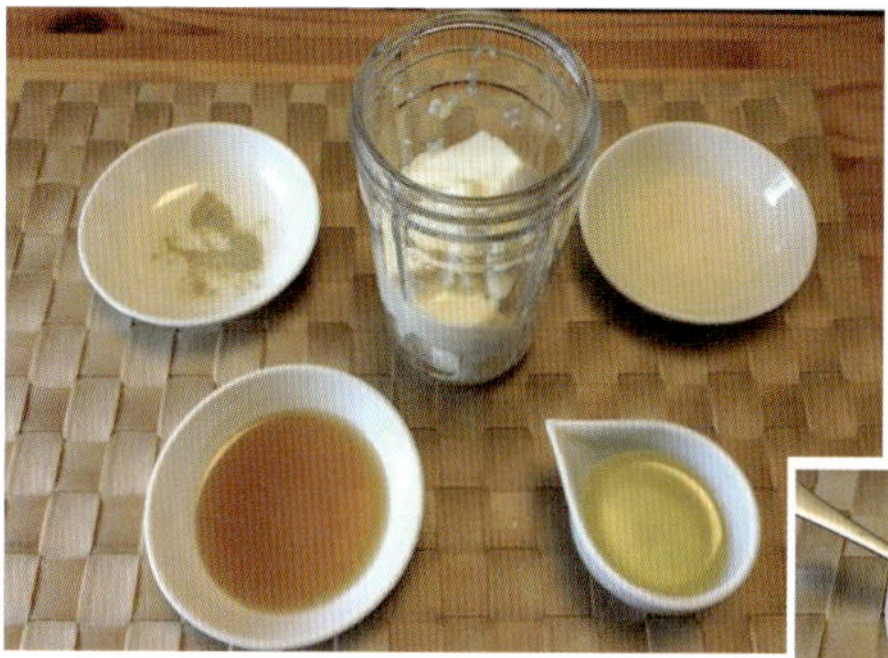

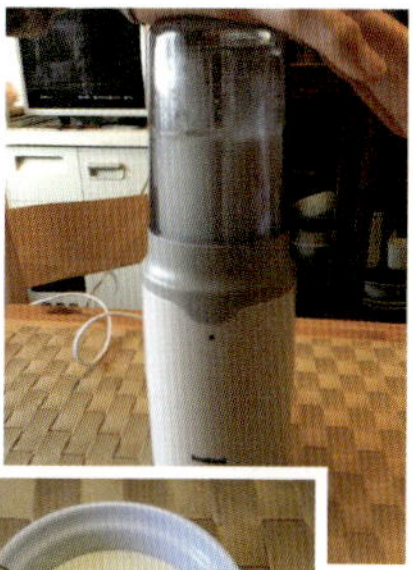

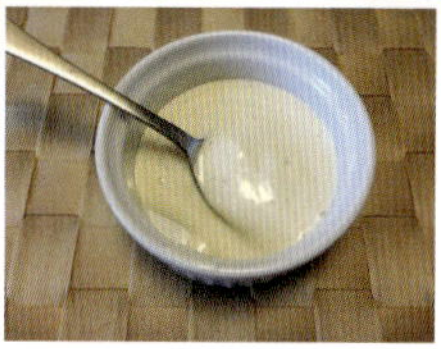

ミルサーで3分攪拌

冷ましたポテトにあえてポテサラサンドイッチ

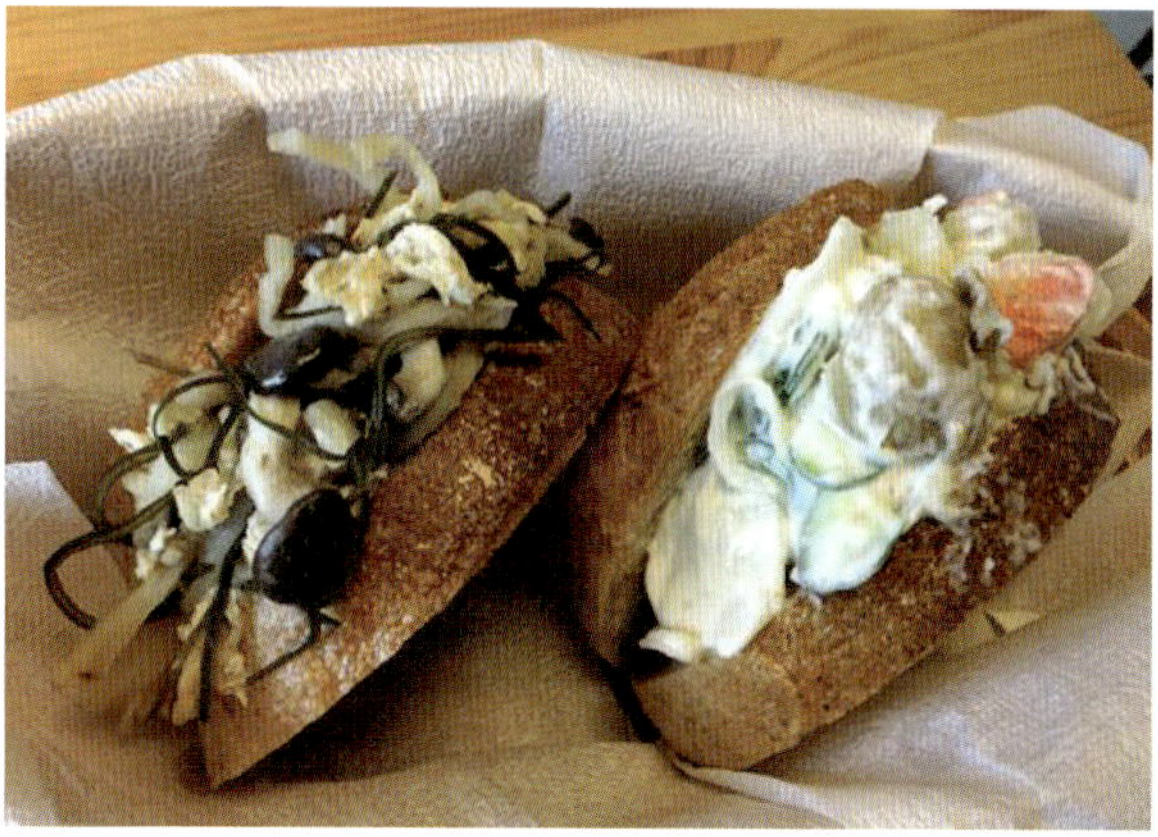

「DE-OIL」でキレイになるより引用　http://www.de-oil.com/

2 ドレッシングの作り方

ドレッシングも多種多様ですが、市販のものは危険なサラダ油ベースのものが多いので、ノンオイルやゴマ油ベースのもの以外は買わない方が良いと思います。

ドレッシング作りは簡単で、30秒ぐらいで作れますが、時間をかけても10分とはかからないと思います。手をかければかけるほど、健康的でおいしいものができるので、できるだけ、自分で作りましょう。

ドレッシングとは「酸っぱさのあるあぶら」のことです。

「油3に対し酢1」つまり、「油は大さじ1杯に対し、酢は小さじ1杯」と覚えておきます。酢と油は基本的に混じりにくいのですが、マスタードを少々加えれば、乳化して混ざりやすくなります。酢は天然醸造の酢、ワインビネガー、バルサミコ酢など好みに応じ、どれでも結構です。

えごま油ドレッシング

えごま油に酢と醤油を等量混ぜてかき混ぜれば、もう出来上がり。スプーンでかき混ぜるのが面倒くさいなら、ジャムの空き瓶にでも材料を入れて、蓋をして思い切りシェイクすればよいです。

好みでレモン汁を垂らす。これに大葉のきざんだものを加えると少し見栄えがします。

少し手をかけるなら、玉ねぎの半分をおろし、残り半分をみじん切りにする。鍋に酢と醤油、みりん、酒を入れて加熱しながら、おろした玉ねぎも混ぜ合わせる。

アルコール分が飛んだら火を消して砂糖を加え混ぜた後、残りの玉ねぎを入れてよく混ぜ合わせる。これにえごま油を加えれば出来上がりです。

魚を食べなくても、サラダを食べるだけで、同じ成分のαリノレン酸をしっかり摂ることができます。

加熱したくない場合は、玉ねぎとみょうがをみじん切りにし、塩揉みをしてからしっかり搾ります。

そこに亜麻仁油3：醤油1：うめ酢1を加えかき混ぜます。3は大さじ1杯、1は小さじ1杯と覚えておきます。

大根と豆腐のサラダ、マグロとアボガドのサラダにぴったりです。

えごま油や亜麻仁油はなるべく、加熱しないのが原則です。

えごま油ドレッシング

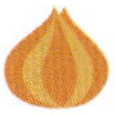

玉ねぎの半分をすりおろし、半分をみじん切りにする

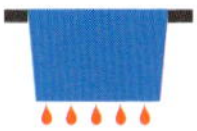

鍋に酢・しょう油・みりん・酒を入れて加熱しながら、おろし玉ねぎを混ぜあわせ、アルコールを飛ばす

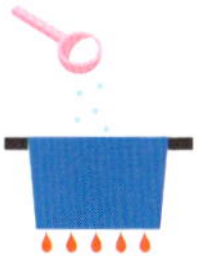

火を消して砂糖を加えて混ぜ、さらにみじん切りの玉ねぎを加え混ぜあわせる

最後に、えごま油を加えれば完成！

魚を食べなくても
αリノレン酸がしっかり
摂れます

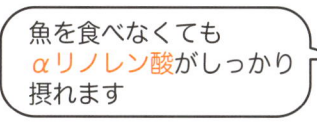

オリーブ油ドレッシング

オリーブ油を使ったドレッシングも30秒でできます。バルサミコ酢とオリーブ油をそれぞれ大さじ1杯に、小さじ1杯の醤油と砂糖を加えて混ぜ合わせるだけです。簡単すぎて、コツも何もありません。

これは完全にイタリア風ですが、刺身や豆腐なども載せた和風サラダにしたいなら、お好みでわさびやゆず胡椒を入れても、おいしいです。ざくざく切った野菜と手でちぎったレタスのサラダにかけて食べると最高です。

米油ドレッシング

野菜の甘みを残し、素材の味を引き立てる米ぬか油ドレッシングの作り方を紹介します。野菜だけではなく、豆や魚介類、キノコなどのサラダにもオールマイティなドレッシングです。

２人分を作るのに、タマネギ50グラムとにんじん40グラム、それにセロリを40グラム用意し、それぞれすりおろします。これらをボールで混ぜて、米ぬか油を大さじ２杯、酢またはワインビネガーを大さじ２杯半加えてよくかき混ぜます。

最後に小さじ半分の天然塩を加えて、黒胡椒で好みに味付けして出来上がりです。

◉オレンジドレッシング

材料：オレンジ・塩・胡椒・フレンチマスタード・酢・亜麻仁油

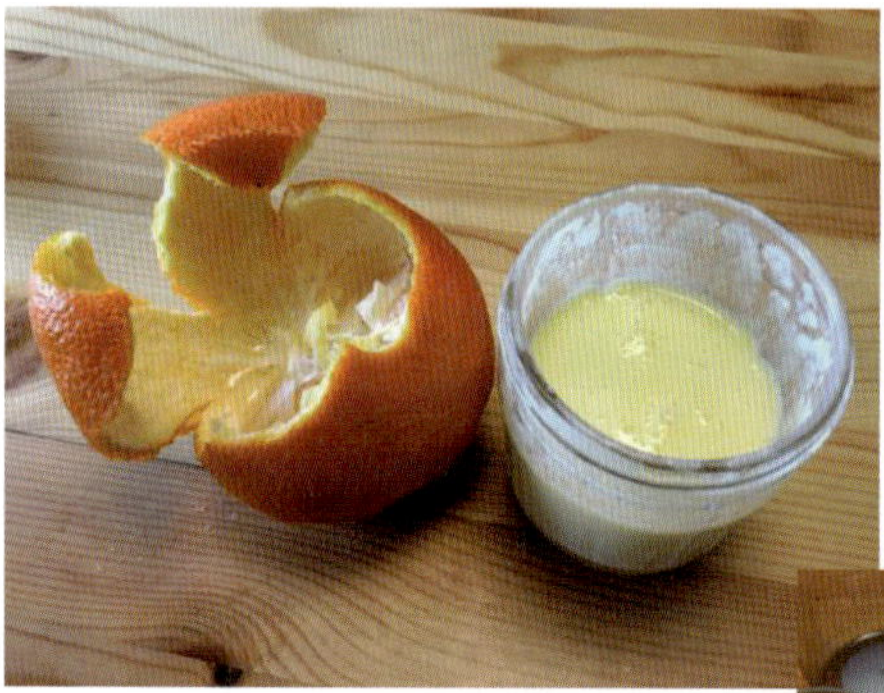

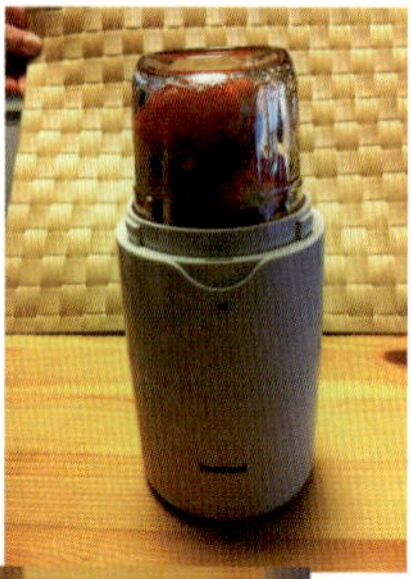

（えごま油でも OK）

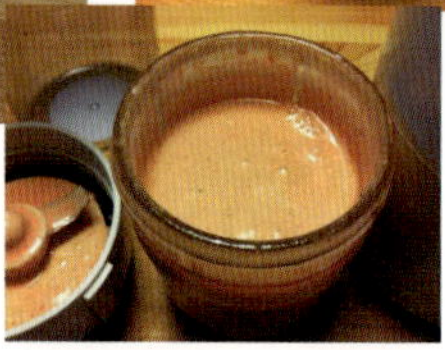

ラディッシュサラダに

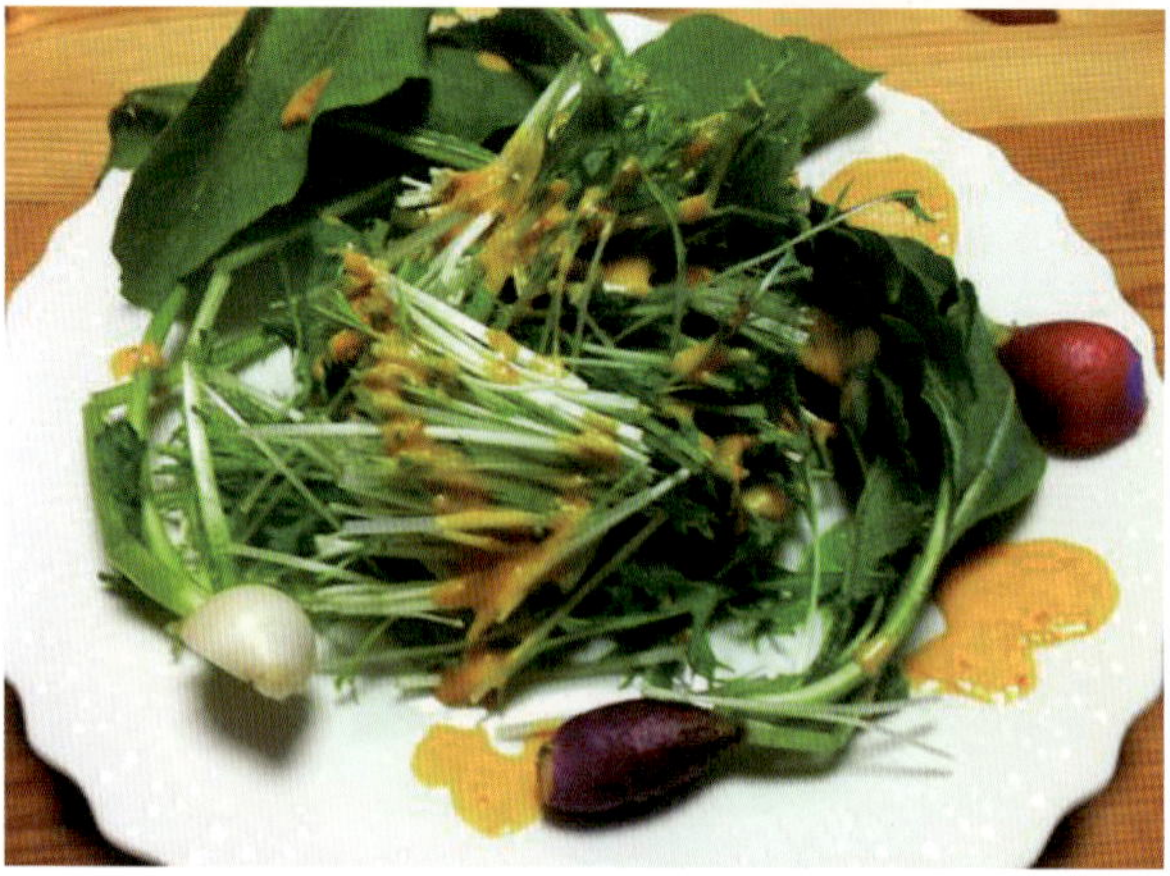

◉イチゴドレッシング

材料：イチゴ・塩・胡椒・フレンチマスタード・酢・亜麻仁油

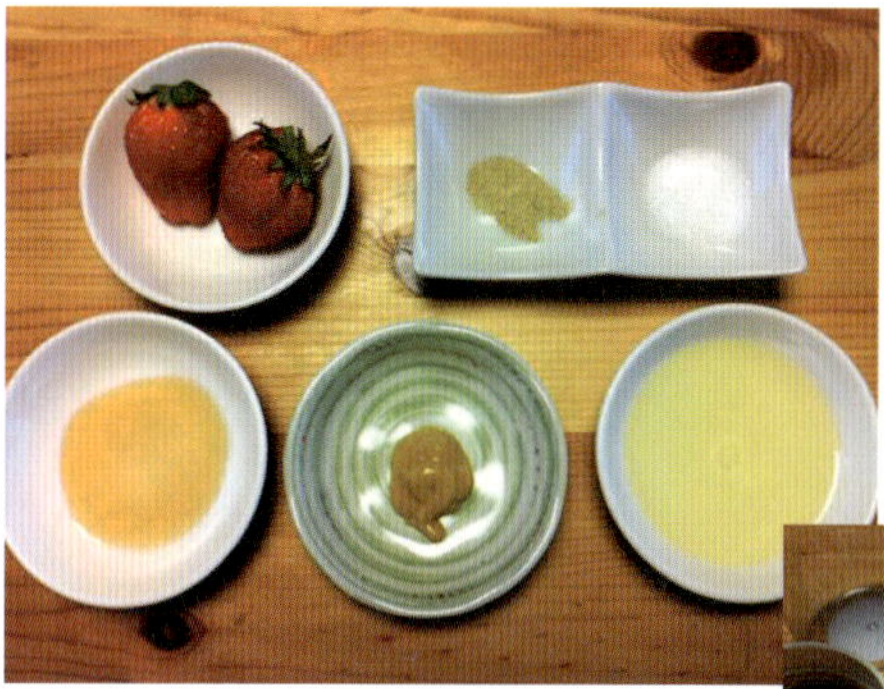

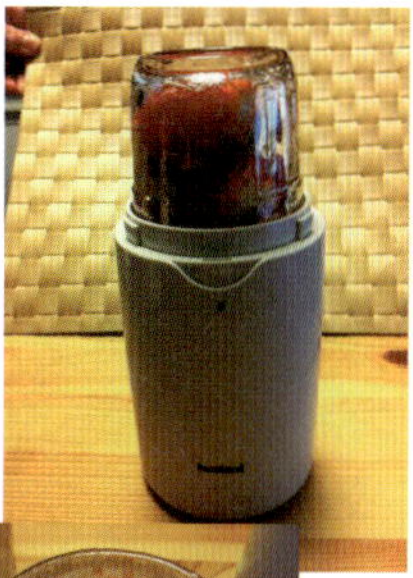

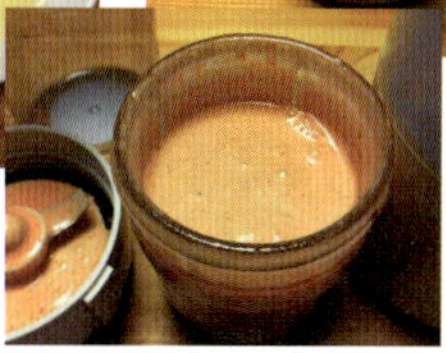

（えごま油でも OK）

マグロのサラダ完成

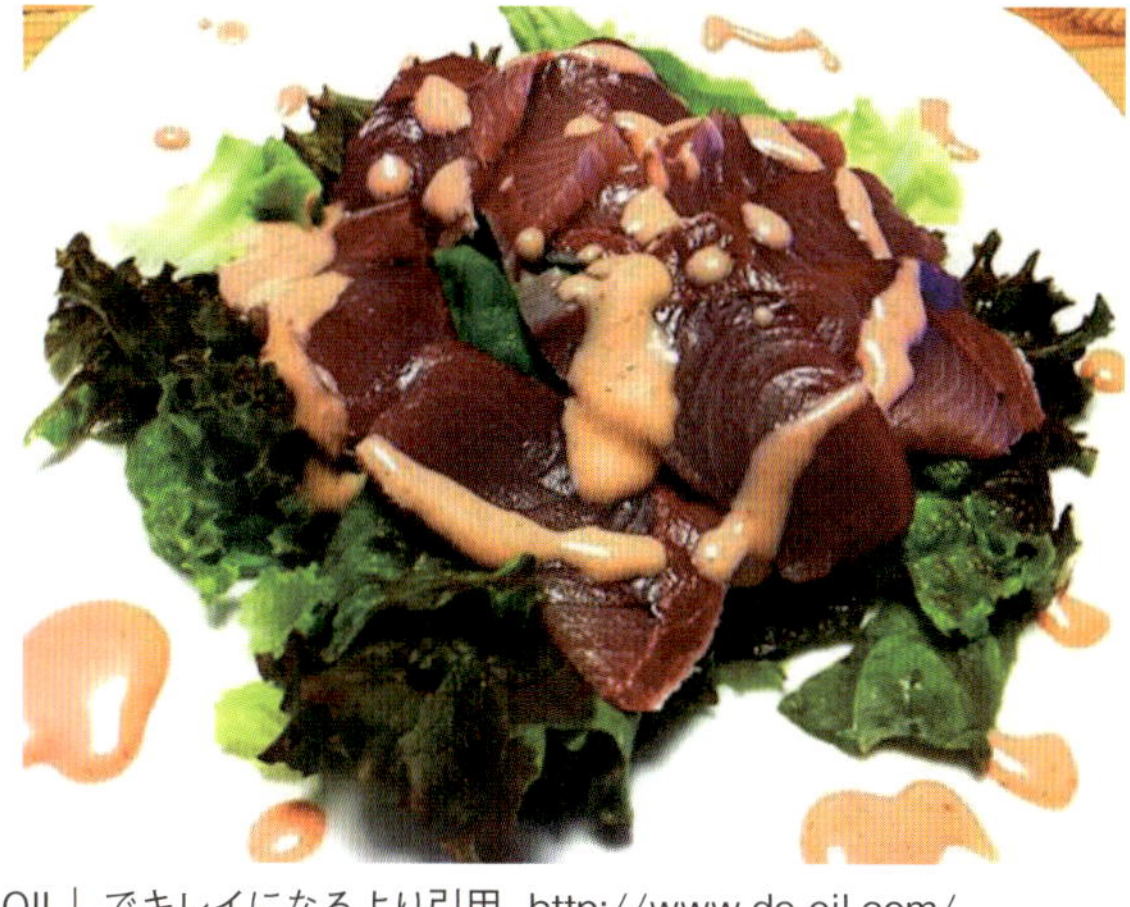

「DE-OIL」でキレイになるより引用　http://www.de-oil.com/

第10章　お勧めの食べ物と飲み物

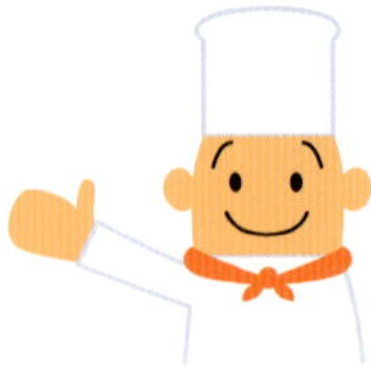

1　カレーライス

ピッツバーグ大学の調査によれば、ペンシルバニア州に住む高齢者に比べ、インドではアルツハイマー病の罹患率が4分の1であるとのことです。その秘密は、インド人がカレーを常食とすることだとわかりました。なぜならカレーの黄色色素の成分であるクルクミン（ウコン、ターメリック）が強い抗酸化作用を持つからです。

クルクミンはそもそも、熱帯アジアで広く栽培されるショウガの根茎のことです。インドでは伝統的に黄疸の特効薬として、中国では利胆や芳香性健胃の目的で用いられてきました。カレーにはクルクミン以外にも20〜30種類ものス

カレールーの作り方

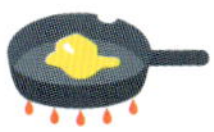

オリーブオイルまたは米油を入れ、バターをゆっくり溶かす（バターだけでもOK）

ふるいにかけた小麦粉を加えて弱火で20分、ゆっくり焦がさないように混ぜていく

最初はネトネトしているが、だんだんフワフワしてくる

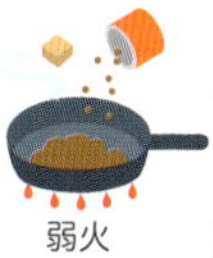

色が茶色っぽくなり香ばしい臭いがしてきたら、ブイヨンとカレー粉を加え、さらに5分混ぜる

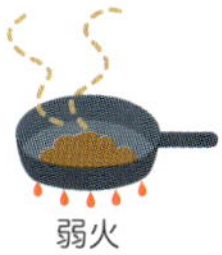

じっくり弱火で煮て、水分を飛ばしたら完成！

味付けに、ソースやケチャップ、ブイヨン等を入れると更に味が濃厚になります。工夫してみてください！

パイスが使用されていて、これらのスパイスは多かれ少なかれ、抗酸化作用を持つものばかりなのです。

昼食にカレーライスを食べようとするなら、スパイスだけではなく、ニンニク、しょうが、唐辛子、ローリエ、ヨーグルト、ココナッツミルク、赤ワイン、リンゴ、トマト、だし醤油、オリーブオイルなどを見事に使い分けて、いろんな種類のカレーライスを出している専門店がお勧めです。

安いお店はサラダ油をたっぷり使っています。味だけではなく、どんなスパイスやオイルを使っているのかにも気をつけて店を選びましょう。

食器棚に陳列してあるスパイスやオイルに関心を持ち、調理場やゴミ箱に置いてある空き瓶や一斗缶のラベルをさりげなくチェックするのも、自分の健康を守るためのささやかな対策です。安いカレーランチほど材料費をけちっているので、リスクがあると思った方が良いでしょう。

市販のカレールーにはパーム油やサラダ油が使われていますし、添加物もいっぱい入っています。これを避けたいならば、自分でルーを作れば良いのです。

ルーは意外と簡単に作れます。

フライパンにオリーブ油か米ぬか油を入れ、バターをゆっくり溶かします。油を使わず、バターだけでも結構です。次に、ふるいにかけた同量の小麦粉を加えて、混ぜながら20分ほど加熱します。弱火でゆっくり焦がさないようにするのがコツです。最初はネトネトしていますが、だんだんフワフワしてきます。

色が茶色っぽくなって香ばしい臭いがしてきたらブイヨンとカレー粉を加え、あと5分混ぜます。じっくり弱火で煮て、水分を飛ばせば出来上がりです。

カレー粉は小麦粉と同時に加えても構いません。

2 サーモンの神秘

サーモンは不思議な魚です。イクラからふ化し稚魚となって大海原に出ると5〜6年後には1メートルを超す大魚となって産卵のため「母なる川」に戻ってきます。そして、いったん河口に入るや、激流に逆らってわずか1日の間に90マイル（145㎞）も遡上します。自分の寿命が尽きるまでの残り少ない時間に次世代を残そうとする自然の摂理か、24時間、激しい筋肉活動を続けるのです。

当然、筋肉はアデノシン3リン酸を燃やすためにたっぷり酸素を消費するので多量の活性酸素ができます。この活性酸素を次々と毒消ししてゆくのが、あのサーモンピンクの色素「アスタキサンチン」なのです。

この色素が活性酸素をどんどん潰してゆくので、サーモンは泳ぎ続けることができます。そして上流の浅瀬に達すると、メスは産卵し、オスはそれに精子をかける。

浅瀬には太陽光が容易に届くので、イクラの遺伝子は酸化損傷を受けやすい。しかし、メスが最後に力を振り絞って、自分のアスタキサンチンを卵に移しているのでイクラは赤色をしており、これが紫外線から遺伝子を守るので無事にふ化することができるのです。

登山家やサッカー、マラソンなどの激しい運動をするアスリートは、事前に「アスタキサンチン」を服用しておけば、筋肉痛が激減するのでその効果を実感できると思います。

赤ワイン、ニンジン、サーモン。

成分は違いますが、赤い食材には抗酸化作用が強いものが多いです。

3 チョコレート、ココア、コーヒー

チョコレートもココアもその材料はカカオです。

カカオは、規則的に雨が降る中南米や西アフリカ、東南アジアの熱帯地域の丘陵に自生するアオイ科の常緑樹で、毎年2回、20～30㎝の長さの卵形の果実を実らせます。その中に20個から60個の種子が含まれますが、これがカカオ豆です。収穫した果実の皮をむいて1週間ほど発酵させた後、取り出したカカオ豆の胚乳部分を粉砕・焙煎してすり潰したものが、チョコレートやココアの原

料となります。

カカオには抗酸化成分が多く、脳や心臓を守る作用があります。ちなみに、チョコレートにはダーク・ミルク・ホワイトの3種類がありますが、抗酸化成分が多く含まれているのはダークチョコレートで、ホワイトチョコレートにはまったく含まれていません。ミルクチョコレートにはパーム油が多めに使われているので、避けた方が良いでしょう。もっとも、チョコレートには多かれ少なかれパーム油が含まれています。

チョコレートにはその他に、気持ちを高揚させる物質のドーパミンと化学構造がうり二つの成分が含まれ、中脳からドーパミンを放出させます。ドーパミンは恋する気持ちの高ぶりを産み出すので、別名はなんと「恋愛ホルモン」と言われています。ただ、チョコレートにはカフェインや脂肪分が多いので、習慣性やダイエットを考えると、多少の問題はあります。

コーヒーにもクロロゲン酸と言うポリフェノールの一種が含まれています。コーヒー豆には他にも抗酸化成分がカフェインと同量含まれていますが、焙煎すると効力を失ってしまいます。

4 抹茶や緑茶

「茶」という字を上から下へと分解してみると、「廿」（20）と「八」「十」「八」（88）になり、合計すると108となります。煩悩の数と長寿とを暗示しているようで、おもしろい文字です。

抹茶や緑茶にはカテキンという抗酸化成分が10～15％含まれています。カテキンは活性酸素を安定化させる作用があり、抗酸化作用が強いのです。

緑茶に最も多く含まれるカテキン成分は、蛋白質のゴミであるアミロイドβの毒性を阻害し、活性酸素を増やす「鉄」を中和したり排出したりする作用もあります。

緑茶には昆布のうま味成分に似たアミノ酸も多く含まれており、この成分が日光で酸化されたものがカテキンです。この物質は脳内に移行しやすく、神経細胞膜の興奮を抑えるので、脳波を取るとα波が増加しており、ストレスを和らげリラックスさせる効果があります。

5 生ジュース

朝起きがけに生ジュースを1杯飲むだけで、アルツハイマー病になるリスクがわずかですが減るそうです。ことに、果肉が赤紫色のグレープフルーツで作ったジュースやブ

抗酸化作用のある食品

鮭
カカオ豆
抹茶・緑茶
生ジュース
ニンニク
ゴマ
ニンジン

ルーベリージュースには抗酸化作用が強いポリフェノールが多く含まれるため、これらのジュースをマウスに飲ませるとアミロイドβの沈着が抑制され、人間も記憶力が良くなると言われています。果汁100％のものがお勧めです。

家庭で生ジュースを作る場合は、手軽に作れるリンゴジュースにもアセチルコリンの産生を促すことで同様な効果が期待できるので、お勧めです。

それと、生ジュースにえごま油か亜麻仁油、オリーブ油を小さじ1杯垂らして飲むとさらに健康的です。

6 DHA入りヨーグルト

ヨーグルトが健康にいいことは、朝も昼もどんぶり一杯ものヨーグルトを飲む黒海沿岸のコーカサス地方が世界的な長寿地帯であることをみても明らかです。この地方の人が飲むヨーグルトは一時、日本でも大流行となった「カスピ海ヨーグルト」で、半流動性のねっとりしたミルクのようなものです。作り置きを9割ほど飲み終えたら、余ったヨーグルトに牛乳を追加しておけば翌日には全部がヨーグルトになっているので、買わずに済み便利です。

成人してから牛乳を飲まなくなると乳糖分解酵素がなくなってしまうので、牛乳を飲めない大人もいますが、ヨーグルトは発酵により乳糖が乳酸になっているので、誰でも飲めるはずです。カルシウムやカリウム、マグネシウムなどのミネラル成分も摂ることができます。

最近では岐阜県の牛乳メーカーがマグロから抽出したDHAとEPAを合計1グラムも添加した「DHAヨーグルト」を発売、魚嫌いの子供にお勧めです。

◉オメガ 3 脂肪酸
DHA・EPA の多い魚

DHA

本まぐろ	2877mg
まだい	1830
ぶり	1785
さば	1781
さんま	1398
まいわし	1136
さけ	820
あじ	748
かつお	310
かれい	302

EPA

まいわし	1381mg
本まぐろ	1288
さば	1214
まだい	1085
ぶり	899
さんま	844
さけ	492
あじ	408
かれい	210
ひらめ	108

❖可食部100gあたり（マグロ刺身5切れ　さんま1匹　さば1切れ）
厚生労働省が設定する一日の理想摂取量は1000mg（＝1g）

第11章　お勧めの抗酸化サプリ

1　一般的な原則

市場に出回っている健康食品の多くは、本当に効果があるかどうか？

本当に安全かどうか十分な検証がなされたものは意外に少ないと言っても過言ではありません。となると、安全性にどうしても不安な人は、過去10年くらいの間に多くの人が実際に摂っていて、「害が無いようだ」と皆が感じているものが安全であると考えた方が良いと思います。きれいな女優さんや人気歌手のテレビコマーシャルは、信用しない方が良いでしょう。

たとえば、血圧が高い場合は、塩分を控え脂肪の摂取を控えることで、血圧を下げるようにし、それでも不十分なら内科医の指導に基づき降圧剤を服用する。持病をみずからの判断で健康食品や漢方薬のみで治療しようとするのは愚の骨頂です。

健康食品は医薬品とは違って、副作用についての徹底的な検証はされていないので、1種類に限定せず、毎日違うサプリを服用することでリスクを最小限に抑え、効果のみを期待するのが賢明です。健康食品という言葉がついていると「何か良さそう」と感じてしまう習性は、すみやかに改める方が得策です。しかも、サラダ油の摂取を控えているならば、毎日の服用量はメーカーお勧めの半量で十分です。

特定の持病がなく、漠然と「長生きをしたい。でもボケるのは、ご免だ！」という方は、私も愛用している次の3種類を火曜日から日曜日まで交互に飲んで、月曜日は何も飲まないという方法をお勧めします。値段の安いものをいたずらに求めず、ある程度高くとも純度が高いものがお勧めです。もちろん、熱ショック蛋白を増やす効果が期待できる胃薬のセルベックス（またはセルベール）も併用します。

金曜日の晩にお酒を呑んで盛り上がりたい方は金曜の夕方にセサミンを飲み、週末にジョギングとか、テニス、サッカーなど筋肉活動をしたい方は土曜日と日曜日の朝にアスタキサンチンを飲む、そして、月曜日は酒もサプリも飲まず、休肝日とするのが理想的です。

2 アスタキサンチン

アスタキサンチンは藻類に含まれるカロテンの1種で、それを餌とするプランクトン、さらにプランクトンを食べるエビやカニ、サーモンなどに食物連鎖してゆく赤色の色素です。サーモンの筋肉やエビの殻、カニの甲羅に含まれています。

もともと、食べ物なので副作用を気にする必要は全くありません。

最近では、いろんな健康食品や化粧品、飲み物などに酸化防止剤として添加されていますが、これほど強力で安全性が高い酸化防止剤はないと言っても過言ではないでしょう。

細胞膜を錆びから守る効果はビタミンEのおよそ５００倍から１０００倍もあるとされています。アスタキサンチンは細胞膜の間にくさびのように入り込んで、錆びの連鎖を防ぐのが最大の特長です。

3 ビタミンCとE

ビタミンCは代表的な抗酸化ビタミンで、柑橘類に含まれる水溶性のビタミンであり、ビタミンEと連動してはたらきます。体内でコラーゲンの生成を促して、丈夫な筋肉や骨、血管を作るのに役立ちます。

ビタミンEは植物油や緑色をした野菜に多く含まれています。脂溶性なので生体内では細胞膜や脂質に多く存在し、脂肪酸よりも早く活性酸素を捕捉することで、細胞膜にある不飽和脂肪酸の酸化を防ぎます。

ビタミンCは消化管からすみやかに血中に吸収されますが、ビタミンEは油脂と同様のメカニズムで吸収されてゆきます。医薬品には両成分を一緒に含むものはないので、市販の混合ビタミンを買った方が良いと思います。

4 セサミン

セサミンは胡麻に含まれる健康成分で、抗酸化作用が強く、ことに肝臓の活性酸素を減らす効果があります。

胡麻を料理に多用したり、ごま油を使う方は常用する必要はないかも知れません。ただ、胡麻に含まれる抗酸化成分の量は少なく1.5％程度なので、サプリで摂るのも悪くはないでしょう。

アルコールの分解を助ける効果もあるので、宴会の前に服用しておくと、二日酔いが半減します。なかんずく「下戸の方」は愛用されると体内でアルコール分解酵素のアルデヒドを代謝しやすくなるので、健康のために良いと思います。

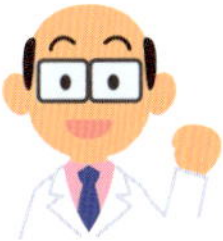

抗酸化作用のサプリを上手に使って頭も体も健康に

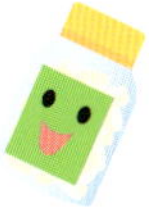

ビタミン C　柑橘類に含まれる

丈夫な骨・筋肉・血管を作るのに役立つ

ビタミン E　緑の野菜に含まれる

細胞膜を作る不飽和脂肪酸の酸化を防ぐ

セサミン　胡麻に含まれる

肝臓の活性酸素を減らす。飲み会の前に服用すると、二日酔いを防止！

アスタキサンチン　エビの殻・カニの甲羅・サーモンに含まれる

安全な酸化防止剤
酸化防止の効果はビタミン E の 500～1000 倍！

一種類ではなく、色々なサプリを飲むことでリスクを減らしましょう

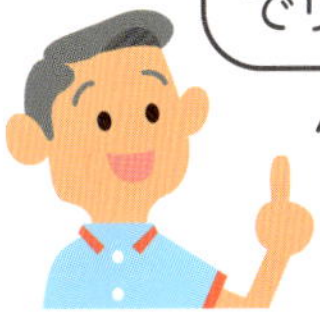

第12章　赤ワインは認知症を減らす

1　晩酌

お酒は適量であるとからだに良いが、度をこすと毒になるのは当然です。

「酒は百薬の長」と言われるように、少々のお酒はからだをリラックスさせ、血行を良くします。顔が赤くなるというのは、脳の血のめぐりも一時的に良くなっている証拠です。

しかし、アルコールは容易に血液脳関門を通過するので、血中濃度が高くなり過ぎると神経細胞をもろに溶かしてしまいます。そうなると神経細胞が機能不能となったり、生きてゆけない状態にしてしまうのです。

20歳代、30歳代で、朝から酒を飲み出して、毎日ウイスキーや焼酎のボトルを1本あけてしまうというアル中の若者が、ごく稀にいます。このような若者の脳をCTやMRIで調べると、まるで70歳の老人のように脳が萎縮していますす。蛋白質の変性は、日常的な深酒だけではなく一時的な大量飲酒でも起こりうるので、充分な注意が必要です。

日本酒で言えば、

「毎日1合の酒を飲む人は飲まない人よりも長命である。しかし、2合飲む人の平均寿命は飲まない人と同じになり、2合以上は飲むごとに寿命が縮む」

という統計データがあります。毎日4合以上を飲み続けると、平均的な日本人は10年間で肝硬変を発症するとされています。

毎日の晩酌は人生の最大の楽しみの一つです。私の家内は、結婚当初はビールをコップに2〜3センチ飲んだだけで顔と手が真っ赤になり、心臓がパクパクすると騒いでいたほどですが、私とともに毎日晩酌を続けているうちに、だんだんと酒量が上がって来ました。今では、ビールもワインも最初のグラスは一気に飲み干すようになり「アァーこの一杯のために毎日働いているのよ！」と叫んでいます。

2 フレンチ・パラドクス

焼酎やウイスキー、ブランデー、ウオッカなどの蒸留酒やビールなどに抗酸化効果はまったく期待できません。赤ワインがからだに良い理由は、ポリフェノールという抗酸化成分が多く含まれるからです。

ポリフェノールの語源は、体内に発生する毒性の強い活性酸素と結びつき、その毒性を無くす働きをするフェノール性の水酸基（-OH）がたくさん（ポリ）あると言う意味です。

赤ワインは白ワインと違い、果皮や種子ごと搾り取ったぶどうの果汁を発酵させてワインを造ります。

ぶどうの果皮や種子にはポリフェノールが多く含まれているため、当然、白ワインよりは赤ワインにポリフェノールが多く含まれていることになります。赤ワインのなかでは、渋みの多いものの方がより多くのポリフェノールが含まれています。

ポリフェノールの抗酸化力は、ビタミンCやビタミンE、ベータカロチンの数倍もあるため、動脈硬化や梗塞性疾患のリスクを減らします。

フレンチ・パラドクスと言う言葉は、1991年にアメリカのCBSテレビで、ボルドー大学のセルジュ・レヌー博士が発表して一挙に有名になり、世界的な赤ワインブームのきっかけとなりました。

日本人の一人当たりの年間ワイン消費量は意外に少なく、ボトルで3本強の

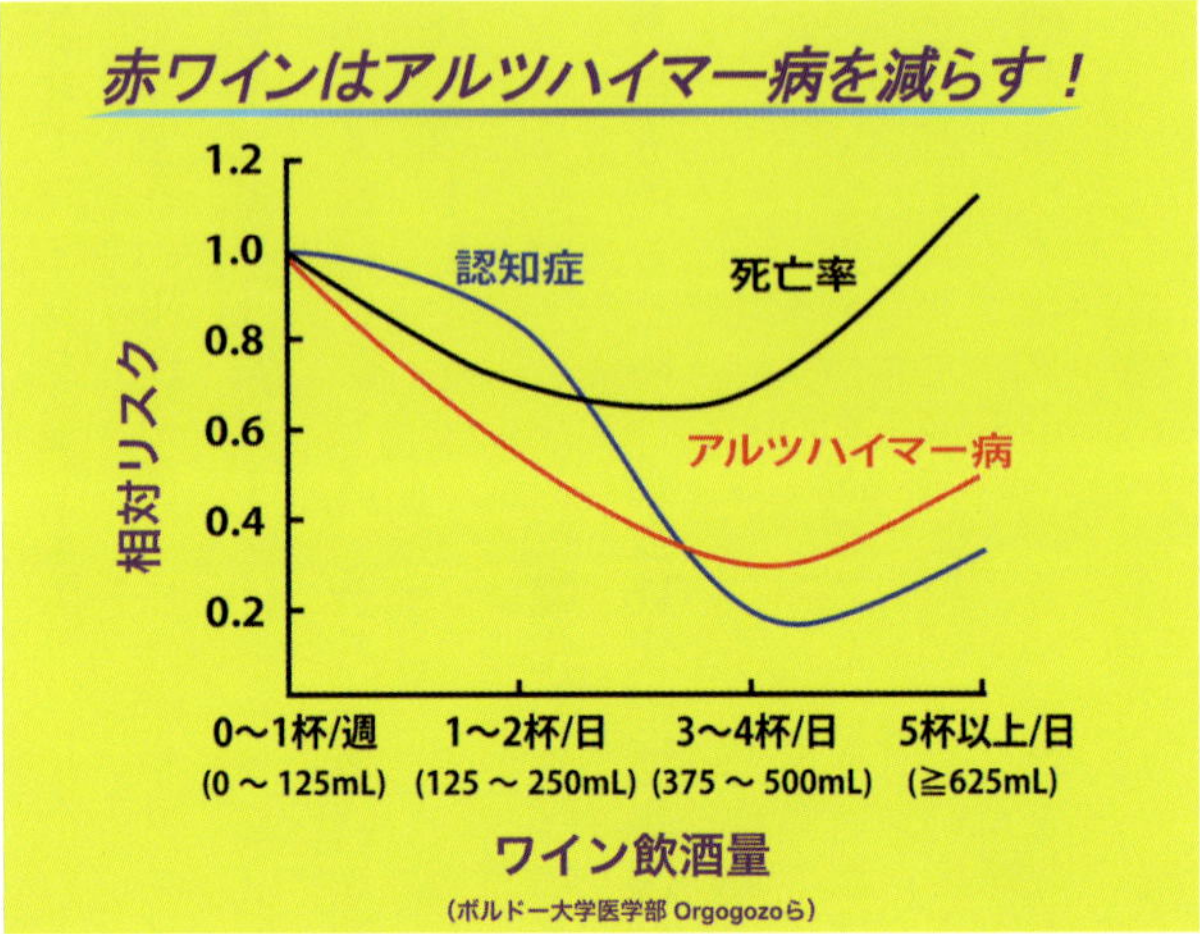

約2.5リットル程度ですが、フランス人はなんと1年に60リットル以上ものワインを消費しています。

ポリフェノールを多量に含む赤ワインが良く飲まれている南フランスでは肉食やバター、チーズの多い食事により飽和脂肪酸の摂取量が多いにもかかわらず、アメリカと比べて動脈硬化や心臓病の患者が少なく、この矛盾とも思われる奇妙な事実（パラドクス）が専門家の注目を集めました。

レヌー博士の研究グループは1997年、フランスの神経学雑誌に興味深い論文を発表しました。

南西部にあるジロンド県とドルドーニュ川領域はいずれもボルドーワインの名産地として知られ、地域の住民は赤ワインを愛飲しています。これらの住民を対象としたボルドー大学の調査結果によれば、赤ワインを毎日飲む人の死亡率は、飲まない人に比べて明らかに低かったそうです。

しかも、毎日ワイングラスで3〜4杯、量にして375mlから500ml飲む人のアルツハイマー病の発症率は、飲まない人の3分の1以下であったと言います（図参照）。

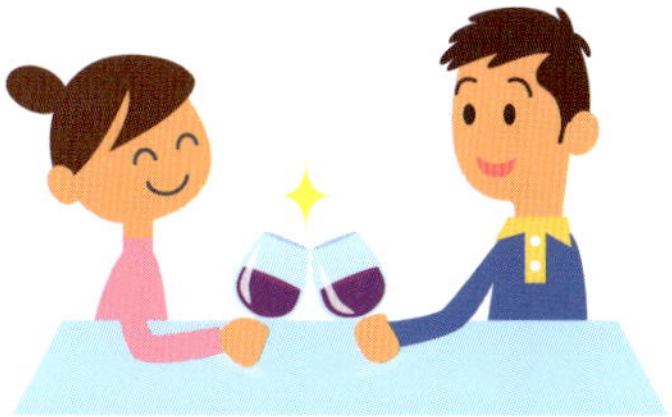

毎日3〜4杯もの赤ワインを飲んでいて、死亡率も認知症も減るというのは、左党にとってこれ以上嬉しいニュースはありません。フランスの国内雑誌での発表なので手前味噌的なところもありますが、それにしても興味深い報告だと思います。

赤ワインにはレスベラトロールという、活性酸素を捕捉するポリフェノールが1リットルあたり1mgから数mgも含まれています。白ワインには0.1mg程度しか含まれていないので、赤ワインの含有量は圧倒的に多く10倍から数十倍もの量となります。このレスベラトロールは1939年に北大の化学者が見つけたものですが、植物に殺虫効果をもたらし、ブドウの顆粒をカビから守る効果もあります。

レスベラトロールには長寿をもたらす遺伝子の活性化作用もあると言われています。高脂肪食でメタボリックになったマウスは短命になるが、高脂肪食とともにレスベラトロールを投与すると、標準体重ネズミと同じ天命を全うできるそうです。ことにピノ・ノワール（Pinot Noir）品種のブドウは果皮が薄くカビに弱いため、果皮にレスベラトロールが多く含まれています。ピノ・ノワールのブドウは非常にデリケートで育てにくい品種ですが、この欠点が最大効果をもたらすことになるとは誠に皮肉です。

ブルゴーニュ地方のピノ・ノワールとボルドーのカベルネ・ソーヴィニヨン

は、文字通り官能的な深い味わいを楽しめる赤ワインの双璧であります。

ピノ・ノワール品種のブドウには、若いあいだはイチゴ、チェリー、ラズベリーのような赤い果実を思わす香りがあり、熟成するにつれて下草や枯れ葉、マッシュルームなどの土の香りが強まってきます。

ピノ・ノワール品種の赤ワインは、酸味、ミネラル感、果実味の効いた、余韻の長い赤ワインとなります。ブルゴーニュ地方が原産地ですが、フランスだけではなくカリフォルニアやニュージーランド、オーストラリア、チリなどでも作られています。

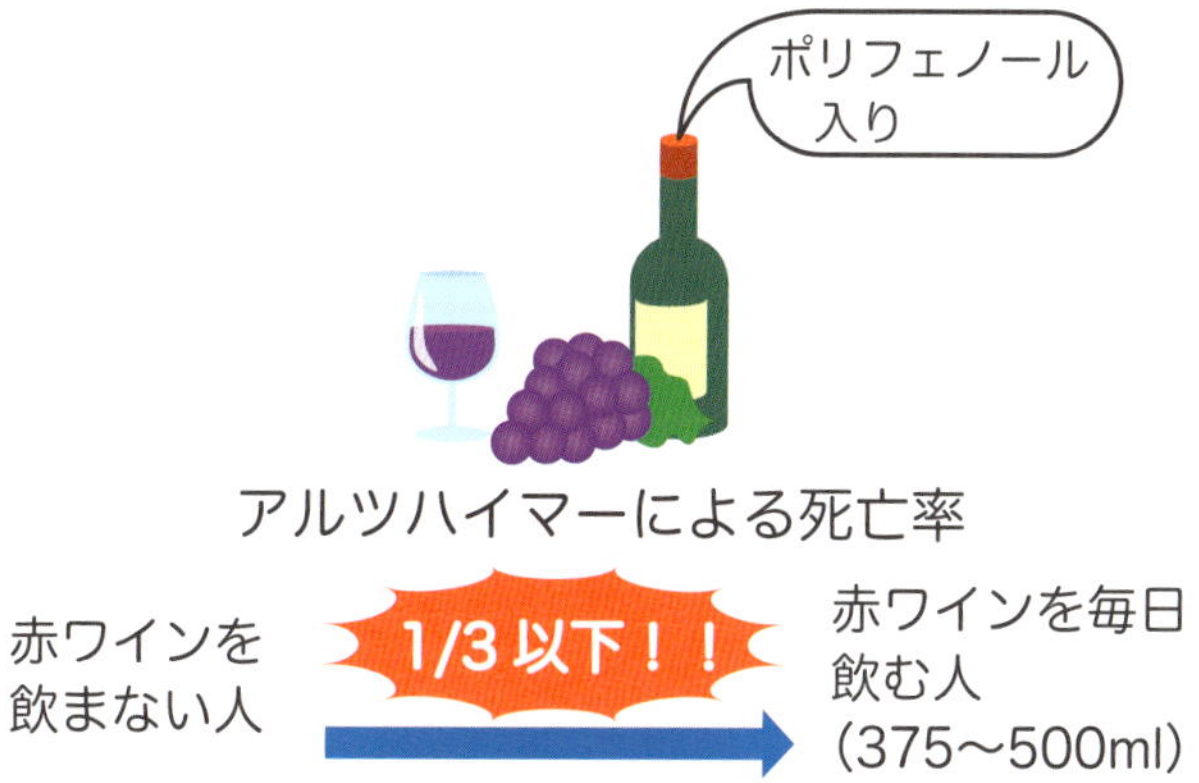

値段や味等いろいろ吟味して総合判断すると、ブルゴーニュ産のものは晩酌用としては庶民的ではなく、高級レストラン向きです。家庭での晩酌用としてのお買い得は、チリのマイポヴァーレー社のピノ・ノワール「グランキュベ」という銘柄です。750ml入りのボトルで2000円（消費税は別）です。しかも、2010年ものとか2011年もので十分です。2日がかりでボトル1本飲むなら、一日の晩酌代は千円で済みますが、このワインはなぜか一日経つと味わいが落ちるので、コルクを抜いたら二人ですぐに飲んでしまいたいものです。紫がかった深いルビーレッドで、ブラックベリーのアロマとキャラメルやリコリスのほのかな香り、丸くバランスの取れた口当たりを楽しめるのが特長です。

ワインに合うオメガ3系のカンタンおつまみ

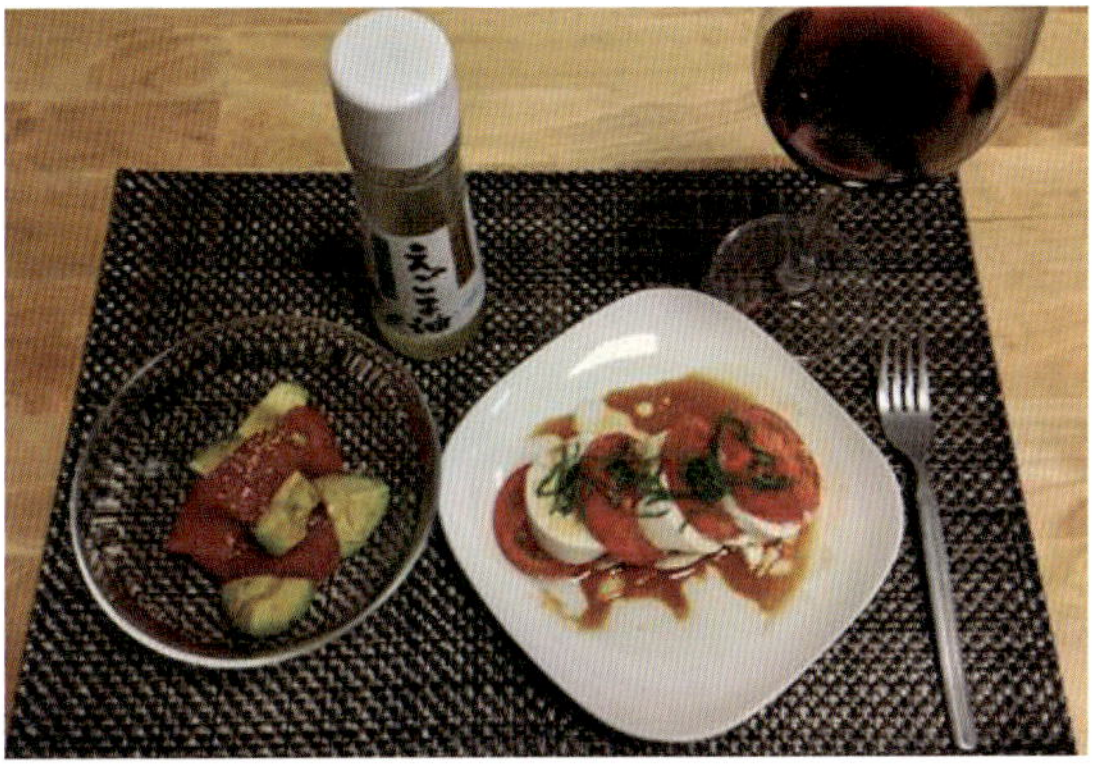

和風のカプレーゼとアボカドマグロ

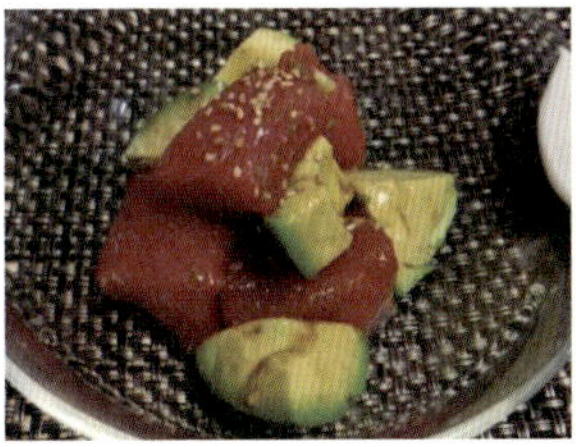

ぶつ切りのマグロと切ったアボカドに醤油、白ゴマ、亜麻仁油（少々）で出来上がり。マグロは赤ワインにもよく合います。

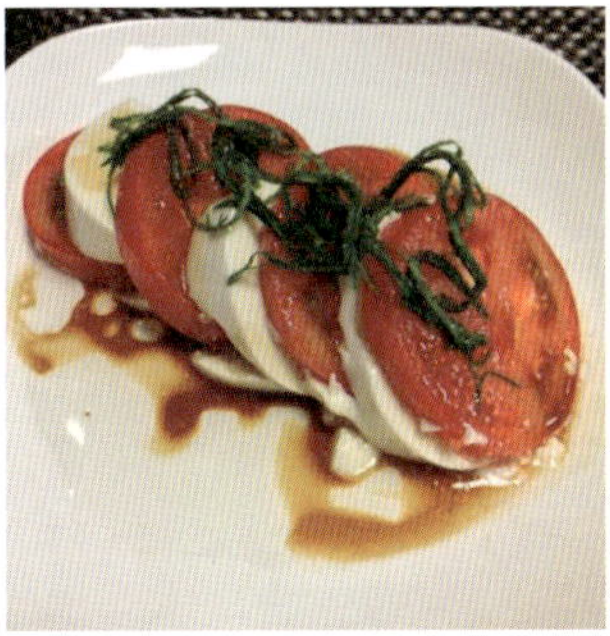

モッツァレラの代わりに豆腐、バジルの代わりに大葉、オリーブオイルの代わりにえごま油を使った和風のカプレーゼ。

（林 裕之・葉子ご夫妻提供）

第13章　ボケないための生活習慣

1 脳は使い過ぎるほどいい

記憶するためには年齢に見合った記憶の仕方というものがあるはずです。

ピアノで聞いたドレミを言い当てる絶対音感の記憶は3～4歳まで。言語に関して日本語会話を覚える能力は6歳までが高く、英会話の場合は中学生までとは良く言われることです。

かけ算の「九九」などの「知識」を単純に記憶する『意味記憶』は小学生以降に発達します。意味の無い文字や数字の羅列、絵や音に対する記憶は、小学生やチンパンジーの方が大人より敏感です。

一方、「水素を燃やすと、酸素と結合して水となる」といった理科室で行った実験の想い出には、中学生以降に発達してくる『エピソード記憶』（順序や理屈を理解しながら記憶する方法）が関与します。シャボン玉の中に入れた水素ガスと酸素ガスに火を付けると、ライトを消した実験室内で閃光と爆発音を放って燃焼し水滴になるのを見た経験は、その理論と共に脈絡を持って記憶に刻まれるはずです。エピソード記憶は年齢と共に発達してくるので、成人してからは丸暗記より論理的に系統立てて記憶するのが得意となるのが普通です。

中学生の頃までは内容を理解せず、丸暗記して試験に臨むことが可能です。しかし、高校生以降になると学習内容がだんだん高度になるため丸暗記は通用せず、論理だった記憶法で頭にインプットしてゆくしかありません。丸暗記という勉強法で良い成績を取っていた中学生が、高校に入って膨大な暗記量をキープできずに少しずつ成績が落ちてゆくのは、エピソード記憶力を駆使した勉強法へのチェンジに失敗したからです。記憶の容量を越えた膨大な知識を覚えるコツは3つあります。池谷裕二先生が言う記憶法は、次の3箇条です。

第一に、「まずは全体を大きく捉えるべし」
第二に、「きちんと手順を踏んで覚えるべし」
第三に、「何度も失敗を繰り返して覚えるべし」

大きく捉えるには、「好奇心と探究心を持って興味深く観察し、物事の本質や隠された真理を見抜く」必要があります。最初は細部にとらわれず、大局を掴むことが大切です。

また、手順を踏んで覚えるには、「きちんと理解して何らかの法則性、規則性を見抜く」必要があります。あることの法則性を見抜く洞察力を身につければ、やがて、別のことにもその法則性が応用できることに気付くはずです。

失敗を繰り返して覚えるには、「断固たる意思を持って、ねばり強く自分のものとする」という意思が必要です。

合格率が極めて低い司法試験や公認会計士試験などにチャレンジし、栄冠を獲得する若者はこの3条件を満たし、「記憶するコツ」を自然と身につけているに相違ありません。

新しい知識を身につけるには反復学習が必須ですが、脳科学的に最も能率的な時間配分は、

〈覚え込んだ知識を1週間後に1回目の復習〉
〈次に2週間をはさんで2回目の復習〉
〈さらに、1ヶ月をはさんで3回目の復習をする〉ことだそうです。

つまり、およそ2ヶ月かけて同じ勉強を4回繰り返すことで、完全に記憶することができます。

覚え込んだ日にはたっぷり睡眠時間を取って、何度も夢を見、夢うつつのなかで覚え込んだ知識を反復するという努力も怠ってはいけません。夢や夢うつ

つは記憶を強化するトレーナーなのですから。（池谷裕二著「最新脳科学者が語る記憶のしくみと鍛え方」より）

天才になることは出来ませんが、努力して秀才になることは誰にでも可能です。99％の努力と1％のひらめきがエジソンに数々の業績を残させたことを決して忘れてはいけません。

年をとっても記憶力が落ちないようにするには、

①普段から刺激と興奮とを求め、
②好奇心と探究心とを持つことです。

たとえば、初めての人に会ったり、初めての場所に行ったり、初めての仕事をしたりする時に、情熱と興味とを持って、積極的に立ち向かうことが大事です。

人前でスピーチをする時もいかに感動を与えるか、難しいことをしゃべった後にはどこで笑いを取るか、話のオチをどうするか、などを工夫することが大事です。楽しそうにしゃべらない人の話しを聞いても、聴衆はちっとも楽しくありません。

将棋や囲碁の名人は、対戦の後も対局中の一手一手を脳裏の盤面に正確に再現できるそうです。対局の全容を記憶するには、エピソード記憶力がものを言います。

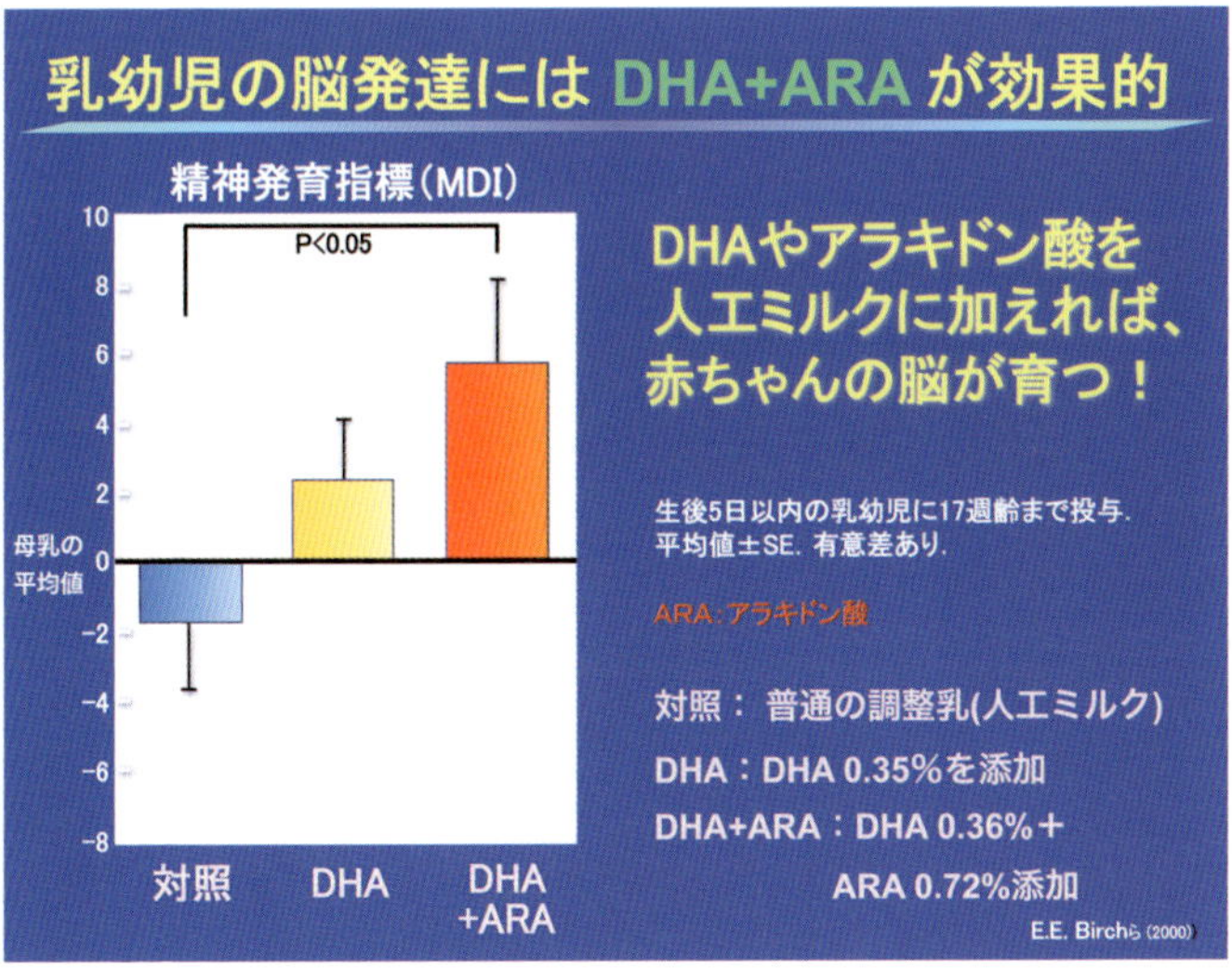

このエピソード記憶力を日頃から鍛えておくことで、次の名人戦の修羅場でも過去の状況を鮮明に思い出し、それに照らし合わせて直感的に有効な駒を動かせるに違いありません。盤面上の駒の配列パターンを、まるで絵や風景を記憶するように視覚的に捉えて脳に刻み込み、論理的な対局パターンと対局状況を秩序立てて覚え込んでいるのが、名人の名人たる所以なのでしょう。

海馬は使えば使うほど、シナプスやスパイン（神経細胞が互いに接触する部分）が増えて活性化し、さらに使えるようになってくるのです。そして、百歳になっても、海馬を若々しい状態で生かしておくことができるのです。

2 好奇心を持つ

私はこれまで入学試験とか、医師国家試験とか、専門医試験とか、たくさんの知識を覚えなければ合格しないような試験を何とかクリアーしてきましたが、いつもぎりぎりの成績で、記憶力は決して良くはないと思っています。

テレビで「相棒」などの刑事ものやドラマを見ていても、登場人物の名前がなかなか覚えられず、やっと覚えた頃にはドラマが終わりかけているといった感じです。だから、「鬼平犯科帳」とか、「フーテンの寅さん」とか、「水戸黄門」とか、ストーリーの展開が単純明快で、白黒がはっきりしたものが大好きです。

職場の同僚である神経心理士にお願いして、テストに1時間余、採点に半時間はかかるウエクスラー記憶テスト（WMS-R）も被験者として受けたことがありますが、漠然と自分が感じていた自分の脳機能が数量化されました。図形を覚える記憶力は同年代の平均値程度。文章を覚える記憶力は同年代のワーストレベル。ただ、集中力のみは同年代トップのスコアでした。

記憶力の悪い私が、これまで知識を要するいくつかの試験をパスできたのには、それなりの工夫があったのです。それは教科書を声を出して読むことです。目で活字を追って、それを読んで、直接自分の耳に情報を入れる。それでも頭に入らない時は、大きなわら半紙に文章や図形を書いて覚えました。

つまり「目」と「耳」と「手」を駆使し、何度も繰り返して脳に情報を伝え、知識を詰め込んできたのです。このような方法で記憶力が弱いという弱点をカバーしてきました。

脳科学専門医として世界の最先端の研究者と競争するために心がけているのは次のような方法です。

自分が苦手とする領域の知識を身につける時には、まず、日本語の解説書や新書本、論文を読んだり、ビデオやDVDを見てアウトラインを掴む。ビデオやDVDを見てアウトラインを掴む癖は、私が脳外科医であり、新しい手術をマスターする手法として長年愛用してきたからです。

その後、最新の英文論文を繰り返し3回は読むようにしています。そして、そのエッセンスを抜粋し、自分の英文論文に引用したりする。さらに、エッセンスをスライド化し、それを使用しながら繰り返し授業や講演でしゃべる。このようにして新しい知識を積極的に身につけるように努力してきました。

外国での講演の前には、期日の数日前から朝夕1回ずつは研究室やホテルでしゃべる練習をします。つまり反復です。この連続で、いろんな知識を記憶に刻み込んできました。移動の機内では雲海を眺めながら、頭の中でスライドの順番を復習しています。

しかし、いつまでも覚えておくことができた秘訣は何だったかというと、その道の専門の科学者と直接しゃべって、その研究者が理解している「ものごとの本質」を伝授してもらったことでした。

自分なりの結論を言えば、独学のコツはいきなり高度なことに手を出さず、ステップを踏んで基礎篇から応用篇に進むということです。いきなり専門書を読まずにまず高校の教科書で該当部分の知識をおさらいした後、関連テーマの一般書を2、3冊読んで、最後に専門書に挑戦するのです。そして、徒然草に書いてあるような「あらまほしき先達」を自ら探し求めて、積極的に教えを乞う。そして、何が本質であるかを、分かりやすい言葉で直接解説してもらうのです。それでも、あたまに入らなければ、自分の非才を謙虚に反省し、何度も復習する。
こうして、最終的に人前でしゃべったり、人に教えることができるようになれば、記憶という目的は完遂されたと言えるでしょう。

3 脳を長生きさせるコツ

脳は血管と共に老化してゆきますが、海馬は使えば使うほど若返る不思議な臓器です。脳をトレーニングする本は、かなり多く出版されているので、そちらに譲りますが、ともかく、生き甲斐と趣味を持って積極的に生きることが大事です。どちらにも自信が無い人は、生涯現役を目指し定年後も何らかの仕事を続けることです。

風邪で3~4日寝込むと起き上がった時にはもう足下がぐらついています。海馬も同じです。

適度のストレスを与え続けると海馬の血のめぐりは良くなりますが、家でゴロゴロして日がな一日テレビを見ているだけの生活では、海馬は退化してゆく一方です。

定年になっても、生き甲斐を持って活発に社会参加し、人前に出て、多くの人としゃべることで海馬は活性化されます。無趣味で外出したがらない人よりも、外出して積極的に人と交わる人にボケが少ないのは当然です。「年を取ったら子に従え」

アルツハイマーを遠ざける生き方

- ♣趣味に生きる
- ♣人に出来ないことが出来る
- ♣生き甲斐がある
- ♣まめに体を動かす
- ♣クラシックやカラオケを楽しむ
- ♣将棋や囲碁、麻雀ができる
- ♣晩酌は赤ワイン党
- ♣睡眠薬は飲まない

ではなく、「年を取ったら若者と交われ！」です。若者と積極的に接することで、そのエキスを分けてもらうのです。

趣味がなくとも生きてゆくには食べて行かねばなりません。仕事一筋で生きてきて、定年後の翌日からどうしたら良いのかアテが無い人は、まず一ヶ月だけでいいので料理教室に通ってみることを勧めます。

料理は誰にでもそれなりにできます。しかし、関心が無い人はいつまでたっても上達しません。食料油に

理想的なライフスタイル

- ♠近くに、高圧線・電波塔・配電室がない
- ♠筋トレ（登山・マラソン・畑仕事）が好き
- ♠生涯、現役で、金を稼げる
- ♠世話好きで、人前でしゃべれる
- ♠日記・家計簿・もの書きを続けている
- ♠定期的に旅行やボランティア活動をする
- ♠部屋の模様替えや引っ越しが好き

関心を持って健康的でおいしいドレッシングやパスタを作る。安全な油を使って、サラッとした食感の天ぷらやフライを作る。たとえばトマト一つ切るのでも、押し切りではなく手首のスナップをきかして包丁を回転させるようにして切った方が果汁の水分が逃げず、口に入れた時の甘さが増します。魚の臓物はどう出すか？　三枚におろすにはどうしたら良いか？　出刃包丁はどう研ぐか？　なども教えてもらえます。友達もでき、話もはずむようになるでしょう。

全身の細胞が大喜びするような手料理を、よく噛んで、家族や友達と笑いながら、味わって食べる。自分も周囲の人も楽しいことに汗を流すことは、頭も体もエネルギーに満ち溢れ、健康的で若々しくなれる秘訣です。これが、定年後の人生の大きな喜びとなるでしょう。ものを作ったり、ボランティア活動をしたり、旅行に出たり、知的刺激を伴うゲームに親しむのもいいでしょう。

全身にある免疫細胞は、運動することにより、さらに活発に動くようになります。適度な運動をして体の細胞を刺激し、人と会話を楽しんで脳細胞を刺激してください。そして良い油を摂取すること、それが病気に強い体と脳をつくるのです。

日中に脳と体の両方を動かして心身共に疲れ、決して昼寝をしないことで、その晩は快眠ができます。

脳のパワーを全開させるには、睡眠薬を飲んではいけません。

ヒトは睡眠中に、レム睡眠という浅い眠りとノン・レム睡眠という深い眠りを90分ごとに繰り返しています。レム睡眠の時、脳は半分覚醒しており、脳波活動も活発になっています。この時、ヒトは夢を見て、無意識のうちに覚えたことを頭の中で反復しています。

バルビツール系の睡眠薬は、このレム睡眠を抑えてしまうので、記憶力にダメージを与える副作用を呈します。

認知症防止

好奇心
よい睡眠
チャレンジ
適度な運動
多くの人
との会話

脳と体の細胞に刺激を与え、体に良い油を摂って
細胞を強くし、健康な体を作りましょう

・毎日脳と体を動かすこと
・サラダ油とおサラバする
・ファストフードやスナック菓子を食べない
・電磁波対策を講ずる
（例：スマートフォンの使用は１日１時間以内）

おわりに

海馬は、ある刺激をきっかけとして側頭葉の神経細胞に蛋白質レベルでの一定の変化と、それによって出来た神経回路とを新しい記憶として刻み込み、それを生涯持ち続けることができます。かと思うと、悪い生活習慣と加齢、様々な環境からの酸化ストレスによって記憶にかかわる「秘蔵っ子の神経細胞」を死なせてしまい、記憶を徐々に失ってゆく場合も少なくありません。

最近の研究でこの記憶に関する「秘蔵っ子の神経細胞」は、みんなが生まれた時に持っているものではなく、大人になってから海馬で生まれ続ける、高性能の神経細胞であることがわかって来ました。この新生細胞が既存の神経細胞と接触し、新しい突起やシナプス（中継所）を作り、新規の神経回路を作ってゆくことが記憶の本体であると推定されています。

神経細胞が突起を伸ばすということは細胞膜が広がっていくということで、そのためにはリン脂質や蛋白質など細胞膜を作るための材料となるものが必要です。リン脂質を作るには脂肪酸が必須であり、ことにDHAやアラキドン酸などの多価不飽和脂肪酸が膜の流動性を高め、シナプス膜のアンテナ機能を高めます。その性能が良いかどうかは、ひとえに摂取する脂肪酸が良質でいつまでもみずみずしいか、粗悪ですぐに錆びてしまうかにかかっているのです。

従来、サラダ油が健康に良くないことは指摘されていました。2009年に、特定保健用食品としてピーク時に二百億円もの売り上げを誇った「エコナ」というサラダ油が発がん性があるという批判を受けて、メーカーは関連製品を含め発売を中止し、自主回収したこともあります。

街の書店には、サラダ油が健康には良くないことをアピールする出版物も並んでいます。これらの書物では、サラダ油の主成分であるリノール酸から起炎物質やアレルギー物質、トランス脂肪酸などが出来ること、そして、これらの物質が健康を阻害して、アトピー性皮膚炎、関節炎、動脈硬化、心疾患、ガン、そして老化などの原因となっているということが、サラダ油を糾弾する主たる理由でした。

実はもっとシリアスなのは、サラダ油の製造過程と料理中にできる神経毒のヒドロキシノネナールが錆びの悪循環を神経細胞の中でまき散らすことです。

サラダ油は食料油のみならず、マーガリンやショートニング、マヨネーズの原材料にもなっているし、スナック菓子やケーキ、インスタントラーメンなどにも多用されています。また、デパ地下やスーパーマーケット、コンビニの店頭で揚げられている惣菜やフライ、天ぷら、コロッケ、蒲鉾、厚揚げ豆腐などども一日中加熱された、いたみ切ったサラダ油で揚げてあるものが多い。フライドチキンやハンバーガー、ドーナツ、ギョーザなどの外食産業で提供される食品も同様です。

その結果、日本人が口にするリノール酸の量は、WHOが警告する危険量をはるかに越え、2倍以上となっているのが現状です。健康被害の元凶といわれた大気汚染や排ガス公害は激減し、水道の水もクリーンになったのに、この国ではアルツハイマー病や大人の発達障害、うつ病など「頭や心の病い」が蔓延、急増しています。これは、『そのサラダ油が脳と体を壊してる』で解説したように、

「電磁波という強い酸化ストレスが街中に激増しているという外因と、サラダ油によって酸化ストレスに弱い細胞膜が海馬に出来ているという内因の相乗効果である」と私は考えています。

記憶に関与する神経細胞は、なぜか脆弱そのものです。脳の中で一番大切な役割を担っていると考えられるのに、年齢を重ねて血のめぐりが悪くなった神経細胞は、さっさと死んで行くのです。

直接のきっかけは加齢により生じる動脈硬化によって脳血流が減少し、その結果として神経細胞がダメージを受けることですが、電磁波とサラダ油との相乗作用は、海馬を弱くしてダメージを加速してゆきます。

長年親しんだサラダ油や、その加工食品から脱却するのはなかなかむずかしいものです。

しかし、一日も早くサラダ油から決別し、「脳にやさしく」、「脳を守り」、「脳を良くする」食用油に切り替えてゆく必要があると私は断言できます。

海馬を守る上で食用油がかなりのウェイトをしめていますが、他にも生活習慣で留意しなければいけないことが多い。

どんな健康食品が脳を守ることができるかという知識も重要です。

なぜならアルツハイマー病を予防できる可能性があるのは、現時点では良質の食用油や抗酸化作用のある食物やサプリであるからです。

どういった食用油を常用していれば、二十歳代の記憶力を百歳までキープできるか？

薬は毎日三回か少なくとも一回は服用しなければなりません。時には服薬を忘れることもあるし、外出先まで持って行くのは面倒くさいものです。しかも薬は症状を一時的に軽快させるだけであって、病気を予防できるわけではありません。

しかし、毎日食事をすることは面倒ではないし、健康的な食事をして体と頭が良くなる、記憶力を維持できる、病気を予防できるなら、これほど嬉しいことはないはずです。

健康的な生活を送り、全身の細胞が喜ぶ食事をし、毎日適度な運動や頭を使う作業を規則的に行い、外に出て人と会話をするように心がけましょう。いろいろな人と会話をすることは、脳に刺激を与え神経細胞を活発に動かす理想的な脳トレです。

健康的な食事、特に良質の油の摂取は、全身の細胞を生き生きと蘇らせ、活動的にしてくれます。脳も同様で、特に記憶の指令センターである海馬も若返るのです。

ところが肝心の油が悪いものであると、脳、特に海馬のダメージも大きくしてしまいます。海馬は、アルツハイマー病だけではなく、うつ病、統合失調症、てんかんなどいろんな脳疾患の主たる舞台となります。

脳はたくさんのエネルギーを消費しますが、海馬は脳の中では決して大喰らいではありません。PETで調べてみると、他部位と比べ海馬のブドウ糖消費量は意外に少ないのです。しかも、記憶の中枢という重要な役割を担っているのに、なぜか小指くらいの大きさしかない。この2点の理由が皆目わかりません。

海馬は脳の中では最もミステリアスな部分で、わかっていないことだらけなのです。

しかし、脳にとって大切な働きをする食用油に留意するだけでも、海馬の神経細胞を無駄に死なせずに済むし、よみがえらすことすらできるのです。本書を参考に脳を悪くする食用油の摂取を避け、同時に、脳を良くする食用油の摂取を心がけることで、全身の細胞を生き生きと活性化させ、特に脳神経の細胞をイキイキと新鮮にリフレッシュして、百歳まで記憶力をキープして欲しいと念願いたします。

著者は平成24年に出版した『サラダ油が脳を殺す』（河出書房新社）という単行本の中で、大豆油、コーン油、紅花油などの植物性油脂がことに加熱後、ヒドロキシノネナールという毒物を産生するので、アルツハイマー病やうつの原因となることを警告しました。このような考えは従来誰も言っていないことで、ニホンザルを用いた25年の脳科学研究の成果を凝縮したものであります。ただ、前半部分には医学的な専門用語が多くて若干わかりにくいとの指摘を受けました。「専門性」と「わかりやすさ」とを共存させることは非常にむずかしいのです。

『サラダ油が脳を殺す』ではすでに専門的な理論を書き尽くしたので、本書においては脳を守る具体的な生活の知恵を、できるだけわかりやすく書いてみました。御一読の上、アカデミックなご批判を頂ければ、望外の喜びです。

最後になりましたが、パートⅠ・パートⅡの2冊からなる本書を出版する機会を与えて頂きました、ダイナミックセラーズ出版の高濱宏次社長に深甚の謝意を表します。また、本文の理解を助けてくれる、とっても素敵なイラストを描いてくださった住井陽子さん、元気の出る素晴らしい装丁に仕上げて頂いたカバーデザインの村石芳恵さんに心から感謝します。

さらに、林裕之・葉子ご夫妻には創作「DE‐OIL」料理の貴重なカラー写真をたくさん使わせて頂き、御礼の言葉もございません。

皆さま、本当にありがとうございました。

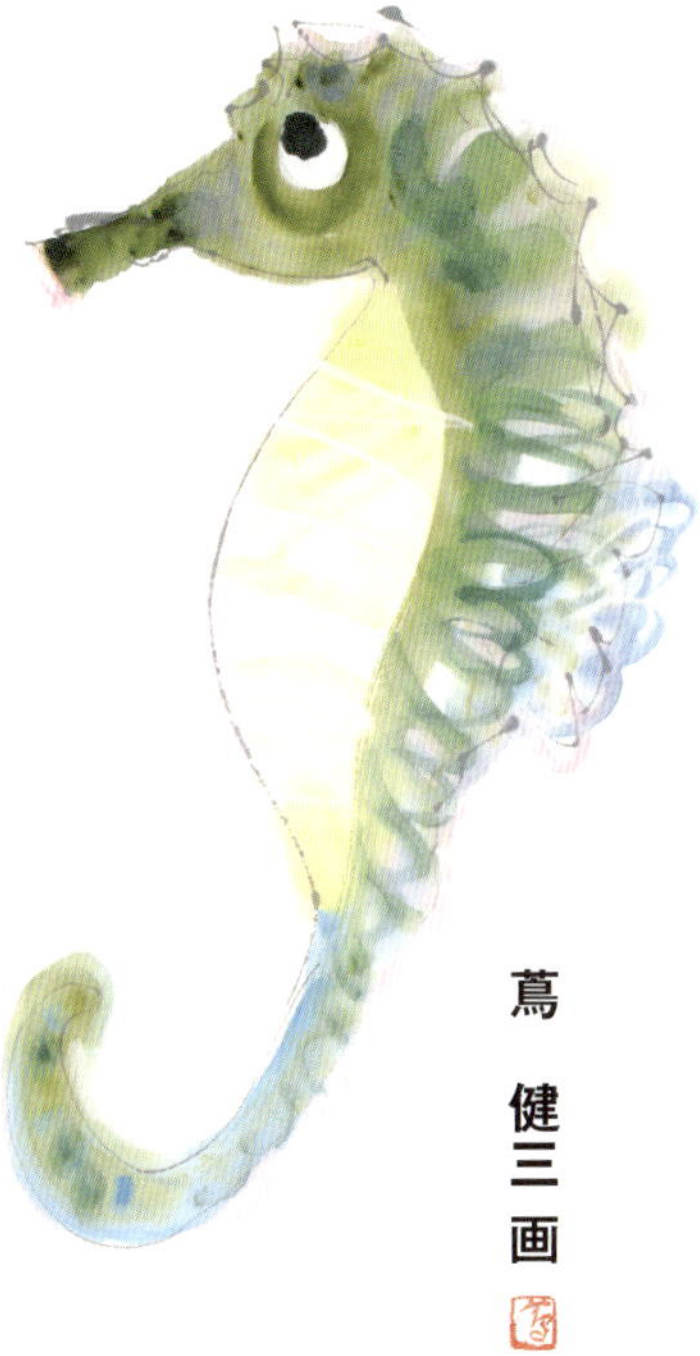
蔦 健三画

参考文献

（１） Gastroenterology. 1996 Aug; 111(2):345-57. Geranylgeranylacetone induces heat shock proteins in cultured guinea pig gastric mucosal cells and rat gastric mucosa. Hirakawa T, Rokutan K, Nikawa T, Kishi K.

（２） 水島 徹：ＨＳＰと分子シャペロン。 生命を守る脅威のタンパク質。 講談社ブルーバックス Ｂ-１７７４ ２０１２年６月20日発行

（３） Tanaka, K., Tanaka, Y., Suzuki, T. and Mizushima, T. Protective Effect of -(1,3-1,6)-D-glucan against irritant-induced gastric lesions. Br. J. Nutr. 106, 475-485. (2011).

（４） 池谷裕二：記憶力を強くする。 最新脳科学が語る記憶のしくみと鍛え方 講談社ブルーバックス Ｂ-１３１５ ２０１２年６月１日発行

（５） ジーン・カーパー著、和田美樹訳、澤登雅一監修 アルツハイマーになる人、ならない人の習慣 ディスカヴァー・トゥエンティワン ２０１１年７月15日発行

（６） Orgogozo JM, Dartigues JF, Lafont S, et al. Wine consumption and dementia in the elderly: a prospective community study in the Bordeaux area. Rev Neurol (Paris). 1997;153:185-192.

(7) 佐藤充克　レベラトロールの健康長寿効果について　～最近の話題～
日本醸造協会誌　第１０７巻10号
(8) Free radicalhttp://plaza.harmonix.ne.jp/~lifeplus/pict/radical.html
(9) 永田親義：活性酸素の話。病気や老化とどうかかわるか。
講談社ブルーバックス
(10) 高多理吉　マレーシア・パーム油産業の発展と現代的課題　季刊 国際貿易と投資
Winter No.74:26-40,2008.
(11) 国際連合 世界の人口推計２００８年版の概要：The 2008 Revision Highlights Table
A.17、男女別平均寿命 World Population Prospects: The 2008 Revision Population
Database
(12) In Hwa Han, A. Saari Csallany Temperature Dependence of HNE Formation in
Vegetable Oils and Butter Oil. J Am Oil Chem Soc 85:777-782, 2008.
(13) 家森幸男　１１０歳まで生きられる！　脳と心で楽しむ食生活　日本放送出版協会
生活人新書２３１
(14) 松本健造　告発・電磁波公害　緑風出版　２００７年９月25日発行
(15) 荻野晃也　健康を脅かす電磁波　緑風出版　２００７年5月10日発行

⒃ 古庄弘枝　見えない汚染「電磁波」から身を守る　講談社α新書　532-1 B
⒄ 戸谷洋一郎監修　油脂の特性と応用　幸書房　2012年1月30日発行
⒅ 吉川敏一　炭田康史編集　サプリメント・機能性食品事典　講談社　2009年
⒆ Yamashima T. Implication of cysteine proteases calpain, cathepsin and caspase in ischemic neuronal death of primates. Prog Neurobiol. 62(3):273-95, 2000.
⒇ Yamashima T, Oikawa S. The role of lysosomal rupture in neuronal death. Prog Neurobiol. 89(4):343-58, 2009
(21) Yamashima T. Hsp70.1 and related lysosomal factors for necrotic neuronal death. J Neurochem. 120(4):477-494, 2012
(22) He C, Qu X, Cui L, Wang J, Kang JX., Improved spatial learning performance of fat-1 mice is associated with enhanced neurogenesis and neuritogenesis by docosahexaenoic acid, Proc Natl Acad Sci USA. 106(27):11370-11375, 2009.
(23) Kotani S, Sakaguchi E, Warashina S, Matsukawa N, Ishikura Y, Kiso Y, Sakakibara M, Yoshimoto T, Guo J, Yamashima T. Dietary supplementation of arachidonic and docosahexaenoic acids improves cognitive dysfunction. Neurosci Res. 56(2):159-164. 2006
(24) Boneva NB, Yamashima T. New insights into "GPR40-CREB interaction in adult

neurogenesis" specific for primates. Hippocampus. 22(4):896-905, 2012

(25) Sahara S, Yamashima T. Calpain-mediated Hsp70.1 cleavage in hippocampal CA1 neuronal death. Biochem Biophys Res Commun. 393(4):806-811, 2010

(26) 山田豊文著　病気がイヤなら「油」を変えなさい！　河出書房新社　２００７年

(27) Yamashima T. A putative link of PUFA, GPR40 and adult-born hippocampal neurons for memory. Prog Neurobiol 84(2): 108-115, 2008

(28) Yamashima T. `PUFA-GPR40-CREB signaling hypothesis for the adult primate neurogenesis. Prog Lipid Res. 51(3): 221-231, 2012

(29) 山嶋哲盛、吉田真奈美、熊橋一彦、松井三枝、越野好文、東間正人、長澤達也、植木彰、大塚美恵子、青木省三、伊室伸哉、森則夫、武井教使、星野良一、三辺義雄、難波吉雄、難波真弓、吉良潤一、大八木保政、原岡襄、秋元治朗、三浦伸義、木村慎吾、松下正明：「アーバンス（RBANS）」神経心理テストによる高次脳機能評価．脳神経　５４(６)：４６３-４７１

(30) 山嶋哲盛　サラダ油が脳を殺す　河出書房新社　２０１２年８月30日発行

(31) Yamashima T. Reconsider Alzheimer's disease by the 'calpain-cathepsin hypothesis'-A perspective review. Prog Neurobiol 105: 1-23, 2013.

百年賢脳・健康法 PART II
認知症が嫌なら「油」を変えよう
Printed in Japan.2014

初版発行　2014年　8月15日

著者　山嶋哲盛
発行者　高濱宏次
発行所　ダイナミックセラーズ出版
〒101-0051 東京都千代田区神田神保町 3-2
電話　03-3230-1121
http://www.dainam.co.jp

印刷所
製本所　（株）シナノ

落丁本・乱丁本は本社でお取り替えいたします。
ISBN978-4-88493-351-7 C0047